国医大师

亲笔真传系列

张学文

论治瘀血

张学文 ● 编著

张宏伟 李 军 王景洪 ● 整理

国医大师

中国健康传媒集团

中国医药科技出版社

内 容 提 要

　　活血化瘀法是针对瘀血内停，脉络瘀阻，血行失常而采取的以改善血液循环、化除体内瘀滞为基点的一种治法。也是调整机体功能，增强抗病能力的行之有效的常用法则。本书为张学文老师对于瘀血证治基础理论、临床医案选录、有关活血化瘀法证治述要的整理和精彩讲解。

图书在版编目（CIP）数据

张学文论治瘀血/张学文编著. —北京：中国医药科技出版社，2014.1
（2024.12重印）（国医大师亲笔真传系列）
ISBN 978 – 7 – 5067 – 6430 – 8

Ⅰ.①张…　Ⅱ.①张…　Ⅲ.①血瘀 – 中医疗法 – 研究　Ⅳ.①R241.3

中国版本图书馆 CIP 数据核字（2013）第 237235 号

美术编辑　陈君杞
版式设计　郭小平

出版　**中国健康传媒集团**｜中国医药科技出版社
地址　北京市海淀区文慧园北路甲 22 号
邮编　100082
电话　发行：010 – 62227427　邮购：010 – 62236938
网址　www. cmstp. com
规格　710×1020mm¹⁄₁₆
印张　13¾
字数　187 千字
版次　2014 年 1 月第 1 版
印次　2024 年 12 月第 2 次印刷
印刷　北京印刷集团有限责任公司
经销　全国各地新华书店
书号　ISBN 978 – 7 – 5067 – 6430 – 8
定价　42.00 元

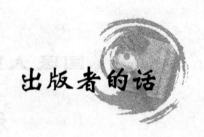

出版者的话

祖国医学源远流长，千百年来，中医药学能够传承发扬，不断创新，一代又一代的医家经验功不可没。

2009 年 4 月由原卫生部、国家中医药管理局、人力资源和社会保障部联合评选产生了我国首届 30 位"国医大师"。这是新中国成立以来，中国政府部门第一次在全国范围内评选出的国家级中医大师，是中医发展历史上重要的里程碑。

国医大师是当代中医药学术的集大成者，也是当代名老中医的杰出代表，体现着当前中医学术和临床发展的最高水平，他们的学术思想和临证经验是中医药学的宝贵财富。这些大师大都在自己的学术壮年时期，就著述颇丰，并且对目前的临床工作依旧有很强的指导性。但遗憾的是由于出版时间已久，目前市场已很难见到，部分著作甚至已成为中医学习者的收藏珍品。

基于此，我社决定出版一套《国医大师亲笔真传系列》丛书，主要挑选各位大师亲笔撰写的、曾经很有影响力、到目前还对临床具有较高实用价值的图书，重新修订再版，以满足广大临床工作者的需求，同时，也为我国的中医药传承事业尽一些微薄之力。

为使读者能够原汁原味地阅读各医家原著，我们在再版时采取尽可能保持原书原貌的原则，主要修改了原著中疏漏的编辑印制错误，规范了文字用法和体例层次。此外，为不影响原书内容的准确性，避免因换算造成的人为错误，部分旧制的药名、病名、医学术语、计量单位、现已淘汰的检测项目与方法等均不做改动，更好地保持了原貌。

本套丛书第一批有 15 个品种，为了突出每位医家的特点，我们对原书名进行了微调，具体如下：

《任继学医学全书》：包含任老亲笔编著的两本著作：《悬壶漫录》和《任继学经验集》。其中《任继学经验集》一书，还补充了一些任继学教授晚年的随笔文章和医话。

《邓铁涛医话集》：按照邓铁涛教授的建议，将《邓铁涛医话集》和《邓铁涛医话续集》两本书合并，并对相关内容进行分类和整理，以便能够更集中地反映邓老在中医学术和教育上的主要观点。

《李济仁点评杏轩医案》：原书名为《杏轩医案并按》。《杏轩医案》本身即为中医上乘之作，《李济仁点评杏轩医案》一书不仅有经作者认真点校后的《杏轩医案》全文，而且有李济仁先生为各条案例所撰写的按语、注文，实为校按古籍医书之典范。

《李济仁点评名老中医肿瘤验案》：原书名《名老中医肿瘤验案辑按》。本书搜集当代80余位名老中医治疗肿瘤之验案201篇，尤为珍贵者，书中大部分医案，为名老中医珍藏之手迹。其中有些医案更是名老中医教授生前最后时刻亲笔成文的，从未公诸于世。

《痹证痿病通论》：为《痹证通论》和《痿病通论》两本书合订而成。是李济仁教授在20世纪八九十年代编纂出版的。

《济仁医录》：保持原书名。为李济仁教授行医期间对中医理论和临床的心悟体会。

《新安名医及学术源流考》：原书名为《新安名医考》，此书不仅是一本医家人物史志，而且是一本学术性专著，可谓新安名医各家学说集大成之作。

《班秀文妇科奇难病论治》：原书名《妇科奇难病论治》。

《班秀文妇科医论医案选》：保持原书名。

《张琪脉学刍议》：原书名《脉学刍议》。

《张学文论治瘀血》：原书名《瘀血论治》。

《张学文谈中医内科急症》：原书名《中医内科急症学简编》。

《张学文临证心得手记》：原书名《张学文医学求索集》

《实用温病学》和《感证治法与类方》：此两本书是张灿玾教授早年的临床教学心得，又经近两年亲笔修改补充而成，属于第一次出版。

希望本套丛书的出版能够在一定程度上满足广大临床工作者对名医经验学习的渴求，对推动中医事业的继承和发展、弘扬民族医学和文化，做出一定的贡献。

中国医药科技出版社

2014 年 1 月

前 言

1986 年，我和李军、王景洪出版了《瘀血证治》一书，当时因其内容较新、辨治简要、方药实用故受广大中医内科工作者欢迎。27 年过去了，现代医学和中医药学对疾病的认识和了解均有了很大的提高，使得《瘀血证治》的部分章节难免有些"落伍"。因此，我们应广大读者的要求修订了此书。书名由《瘀血证治》改为《张学文论治瘀血》。

瘀血学说历史悠久，源远流长。瘀血是许多疑难杂症的主要病因和病机，从瘀论治往往收效甚捷。很多中医学家及医者对瘀血证治，屡有论述，更有提高，然因瘀致病，病证繁多，辨证治疗，多有讲究。中医药治疗疑难杂症是一种优势，从瘀辨证及论治是其中的有效方法。虽然现代科学日益发达，但这种优势仍然在很多方面存在，并且有些现代医学尚无法取代。因此，我们现在应该继续继承创新前人这份宝贵遗产，使之能更好地为人类健康服务。

为保持原貌，对近年来许多临床、科研、实验等进展的内容，我们不再一一增加。

限于水平，书中不妥之处，请批评指正。

张学文

2013 年 11 月

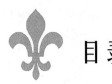

目录

基础理论

第一节　瘀血证及活血化瘀法源流简述

对瘀血证及活血化瘀法的认识，是人们长期在同疾病作斗争中逐步积累和发展起来的一份宝贵遗产。根据1973年我国马王堆汉墓出土文物中发现医术资料报道，在《五十二病方》这部最古而较完整的医学书中第四十九病方，就记载了有关当时运用"化瘀"方法所治之疾病——"蛊"。此外，在《阴阳十一脉灸经》一书中"所产病"记载有"胸痛、瘇（脘痛）痛、心痛、四末痛……"等病。这些资料说明活血化瘀法早在《黄帝内经》成书时期之前已有运用。

班固《汉书艺文志》（公元32～92年，目录学书籍）中曾有"通闭解结"的记载，认为它是治疗上的一个关键问题。所谓"闭"，指不通，所谓"结"，指郁结，可采用通解的方法治疗。这样一个医学上的概念，能反映在一般的目录学书籍中，就充分说明了它的起源之早，也反映了这一观点在当时的医学界是有深刻影响的。

《内经》中关于瘀血的病因证治已有清楚的认识。如：《素问·调经论》说："寒独留则血凝泣，凝则脉不通"；《灵枢·痈疽》篇说："寒邪客于经络之中，则血泣，血泣则不通，不通则卫气归之，不得复反，故痈肿"；拟有"恶血"、"留血"、"血不通脉"、"脉不通"等瘀血病名及"血实者决之"等的瘀血基本治则。

《神农本草经》总结了365种药物的性能、功用，其中有41种就具有活血化瘀的作用。如丹参、桃仁、虻虫等，反映了公元前二百多年运用活血化瘀药物的情况。

张仲景在《内经》理论的基础上，立"瘀血"病名，并在《金匮要略》惊悸吐衄下血胸满瘀血病脉证治第十六中作了专论。在活血化瘀治法上更有所发展，曾创立了大黄䗪虫丸、桃仁承气汤、下瘀血汤、桂枝茯苓丸等方剂，有些沿用至今，其效甚好。特别值得重视的是他总结了伤寒热病能出现"瘀血"、"蓄血"、"血结"等症候，并提出了以桃仁承气汤、抵当汤为主的证治经验，从而在启发清代医生运用和发展温热病学派中的"营分证""血分证"的理论和治疗方面起了一定的作用。

到了隋唐时期，活血化瘀在临床应用上继有发展。隋·巢元方本《内经》理论，效仲景"瘀结宜下"的治法，指出"若热搏于瘀……，此为血瘀。宜下之……"。唐代著名医家王焘对化瘀法在临床应用上也有一定认识，如在治疗"心痛"及跌扑损伤等病证中制定了活血化瘀的治疗方剂。在"心痛症块方二首"立"……心痛症块硬筑、心气欲绝，当归汤方"（当归、桔梗、芍药、厚朴、橘皮、人参、高良姜、桃仁、生姜）及"从高坠下瘀血及折伤内损方一十八首"中，"……从高坠下，内损瘀血，消血散方"（蒲黄、当归、干姜、桂枝、大黄、虻虫）。

历经宋、金、元、明各代，活血化瘀法的理论不断创新和充实。如宋代名医严用和所著之《济生方》，朱肱所著之《南阳活人书》中均有瘀血证治论述。金元时代四大家之一张子和，对活血化瘀法又有了新的认识，运用亦有独特见解，他认为一切病因所致血瘀都可用攻法而达到"令其通畅"。后世称他为"攻下派"的代表。元代朱丹溪对疾病治疗长于"解郁"。明代医家李梴、张景岳对活血化瘀的应用，亦各有其一定见解。

清代以来，活血化瘀法不但在理论上有所创见，临床上积累了丰富经验，而且出现了专门研究血证疾病的著名医生，如唐容川和王清任。以前历代各家尚无一人对血证进行过系统整理与研究，而唐容川则专题论述了血证，著有《血证论》一书。他把化瘀法列为治疗血证四大法（止血、消血、宁血、补血）之一，并强调活血化瘀法的重要性。他提出："如邪气不去而补之，是关门逐贼，瘀血未除而补之，是助贼为殃"。又云："心瘀血，急以祛瘀为要"。唐氏对化瘀提出如此可贵的理论，是对瘀血证有深刻的体会。王清任更善于用活血化瘀法治疗一些疑难杂病。在活血化瘀法的运用中做出了大胆的创新。所著《医林改错》一书中，列举了五十种血瘀证，在治疗疾病的立法处方中提出了补气活血、逐瘀活血两个大的治疗原则，创立和修改古方共三十三个，其中活血化瘀的新方就有二十二个，分别用于上中下三部分的瘀血证，膈下逐瘀汤、血府逐瘀汤、少腹逐瘀汤……为其代表方剂。这些方剂组织结构严谨，用药恰当，广泛运用于临床，疗效显著，仍为今日临床各科所乐于选用之方。另外，王氏在《医林改错》中明确提出"血受热则煎熬成块"的观点，精辟地阐明了热邪与瘀血的关系。除此，清代温热学派在温病的察舌、验齿、辨斑疹等方面，对于瘀血证的诊断更有可资借鉴之处。如叶天士《温热论》称："其人素有瘀伤宿血"；"其舌必紫而暗"；重者"紫而肿大"或"紫而干晦"，并进一步拟定了"入血就恐耗血动血，直须凉血散血。如生地、丹皮、阿胶、赤芍等药是也"血分证的论治总则，这在温热病中活血化瘀法的运用上，可谓起到了继往开来的作用。

近代张锡纯在其《医学衷中参西录》中，对活血化瘀法的认识及应用，亦有独特之处。他说："……遇于破血药中，独喜用三棱莪术者，诚以其既善破血，又善调气。补药剂中以为佐使，有瘀者，瘀可徐消，既无瘀者，亦可供借其疏通之力，以行气为之气滞，而补药之力愈大也"。他在临床实践中对活血化瘀法治疗肺痨、心悸、溃疡病等疾病积累了许多宝贵经验。在论述活血化瘀法与人的后天之本（脾胃）之间的联系时说："无论何病，凡服药后饮食渐增者易治，……三棱、莪术与党参、白术、黄芪诸药并用，大能开胃进食，又愚所屡试屡效者也"。可见活血化瘀法在临床应用中，不断发展创新。

解放后，我国广大医务人员，在继承发扬整理提高祖国医学宝贵遗产，在运用活血化瘀法的临床实践和理论研究中，已发觉一些新的苗头并获得了许多新的科研成果。

第二节　瘀血证的病因病机

《灵枢·决气》篇云："中焦受气取汁，变化而赤是谓血"。说明脾胃是血液生化之源；《灵枢·营卫生会》篇载："中焦亦并胃中，出上焦之后，此所受气者，泌糟粕，蒸津液，化其精微，上注于肺脉，乃化而为血"。可见血液化生过程与肺有关；《张氏医通》说："气不耗，归精于肾而为精；精不泄，归精于肝而化清血"，故血的化生与肾精密切相关。《灵枢》邪客篇及痈疽篇又分别载："营气者，泌其津液，注之于脉，化以为血"；"津液和调，变化而赤为血"。进一步说明，血液的生成与营气、津液也有联系。总之，血液的生成是以水谷精微、精髓、津液等作为物质基础，通过脾胃、心、肺、肝、肾等脏器的功能活动而完成。血液生成以后，在经脉中周流不息，循环往复地营运于阴阳经脉，起着营养脏器的重要作用，以维持机体各种正常功能并供给各脏腑组织生长的物质资料。《景岳全书》说：血液"灌溉一身，无所不及，故凡为七窍之灵，为四肢之用，为筋骨之和柔，为肌肉之丰盛，以至滋脏腑，安神魂，润颜色，充营卫，故津液得以通利，二阴得以调畅，凡形质所在，无非血之用也。是以人有此形，唯赖此血"。这段话充分概括了血在人体的重要性，对正确认识和治疗血的病变具有重要意义。

血液的正常运行，是脏腑共同作用的结果。心主血脉，心气推动是血液循行的基本动力；"肺朝百脉"，血液循行，通过肺气的作用，才能布散全身；其次，血的生成及统摄有赖于脾气的健旺；血的藏受及调节则又与肝有关；血的化生及固摄必靠肾气的作用。由于血液的运行是在心、肺、肝、脾、肾等脏腑互相配合下进行的，因而，其中任何一脏功能失调，都可能引起血行失常的病变。

血的正常运行与气有密切关系，气血循行全身，气非血不和，血非气不运。气主煦之，血主濡之。气血之间的关系正如唐容川所说："载气者血也，而运血者气也"。血液的运行，有赖于心气的推动，肺气的敷布，肝气的疏泄，即所谓"气行则血行"。

血液的运行还赖于津液的充盈与运行。《灵枢·痈疽》篇云："中焦出气如露，上注溪谷而渗孙脉，津液和调，变化而赤为血"。可见津液与血可以互化，若津亏不足以载血则可导致血行不畅。总之，上述血液的生化过程和生理功能一旦发生障碍而出现血液郁滞不畅，即可能引起瘀血。据临床观察，造成瘀血的原因，有以下几类。

一、感受外邪

寒为阴邪，寒性凝滞，寒主收引，最易损伤阳气，凝滞血脉，而发为瘀血。《素问·举痛论》云："寒气入经而稽迟，涩而不行，客于脉外则血少，客于脉中则气不通"，《灵枢·痈疽》篇也载："寒邪客于经脉之中，则血涩，血涩则不通"，《金匮要略·妇人杂病》篇亦谓："血寒积结，胞门寒伤，经络凝坚"，足见寒邪与瘀血的关系。

暑、热、燥为阳邪，易耗伤津液，灼血动血。如《金匮要略·肺痿肺痈咳嗽上气病篇》谓："热之所过，血为之凝滞，蓄结痈脓，吐如米粥"；王清任谓："血受热则煎熬成块"；戴天章说："时疫入里之后，瘀血最多"；叶天士也说："夏月热久入血，最多蓄血一证"；何秀山认为："热陷包络神昏，非痰迷心窍，即瘀塞心孔"。可见暑热燥火疫疠等温热之邪，尤能导致瘀血，其原因一是由于津液受其煎灼，津亏不足以运载血行或血受熏煎炼而易为瘀滞；二是由于热迫血溢，离经之血而为瘀。

湿为阴邪，多损伤阳气，且重浊黏滞，其性类水，故湿邪侵及人体，留滞脏腑经络，最易阻遏气机，使气机升降失常，经络阻滞不畅，阳气失于温煦，而导致血不畅行，瘀浊交加诸证。如《金匮·痉湿暍病篇》谓："太阳病，关节疼痛而烦，脉沉而细者，此名湿痹"。脉沉而细，乃因湿邪凝滞血脉，血行不利所致。

风为阳邪，其性开泄，善动升发，易搏于肌肤，扰动血液，阻滞营卫，从而发为瘀血。如《金匮要略·血痹虚劳病篇》谓："血痹病从何得之？师曰：夫尊荣人骨弱肌肤盛，重因疲劳汗出，卧不时动摇，加被微风，遂得之"。此血痹只是血分涩滞之病，还属瘀之轻浅者。若重感风邪病毒，亦可导致重证。如《金匮要略·妇人杂病篇》谓："妇人六十二种风，及腹中血气刺痛……"。此即言妇人经后或产后，风邪病毒乘虚袭入腹中，与血气相搏，以致血瘀不行，故腹中刺痛。又像《金匮要略·中风历节病篇》亦谓："夫风之为病……或但臂不遂者，此为痹"。此"痹"即指风寒湿三气杂至，经脉痹阻，气血瘀塞不通之病。

疫毒之邪，侵袭血脉，腐害气血，遂致营血瘀滞、阻塞不通。如《金匮》论阴阳毒之证"身痛如被杖"、"面赤斑斑如绵纹"、"咽喉疼，唾脓血"即是。

由此可见，风、寒、暑、湿、燥、火、疫疠等外感之邪也足以引致瘀血，当结合诸上外邪致病特点及瘀血特点于一起辨证为宜。

二、跌仆、闪挫、外伤及其他物理刺激

外伤是形成瘀血的重要因素，不论是跌打损伤，或闪挫扭岔，均可使局部气血损伤，血溢于皮下，或筋肉之间，或脏腑脉络而致瘀血。《灵枢·贼风》篇就有："人有所堕坠，恶血内留"的记载。《诸病源候论》说："血之在身，随气而行，常无停积，若因坠落损伤，即血行失度，随损伤之外，即停积。若流入腹内亦积聚不散，皆成瘀血"。忽然闪挫会造成气壅凝聚。《沈氏尊生书》说："忽然挫闪，气为之震，因所壅而凝聚一处，气运乎血，血本随气以周流，气凝则血亦凝矣。气凝在何处，则血亦凝在何处矣。夫至气滞血瘀，则作肿作痛，诸变百出"。其他如过度地刺激皮肤、经络，如冰冻、艾灸或烧针过甚，也可损伤脉络，引起血液呆滞瘀阻。又如疯犬咬伤、毒蛇咬伤等，均可引起急性瘀血。

三、七情内伤

《素问·阴阳应象大论》说："人有五脏化五气，以生喜怒悲忧恐"。心"在志为喜"、肝"在志为怒"、脾"在志为思"、肺"在志为忧"、肾"在志为恐"，这是指正常的情态变化，若突然、强烈或长期持久的情志刺激，就能伤及脏气，主要影响脏腑气机，使之升降失常、气血紊乱，气郁、气滞、气结而导致血瘀。即《素问·疏五过论》所说："离绝菀结，忧恐喜怒，五脏空虚，气血离守"。其脏腑气机失常而致瘀血的表现如下。

"怒则气上"：过于愤怒，可使肝气疏泄失常，横逆而上冲，以至血随气逆，并走于上，血瘀头脑，瘀塞清窍，可致昏厥。《内经·生气通天论》说："大怒则形气绝，而血菀于上，使人薄厥"，就属于这一类。《三因方》中"因大怒，血蓄不散，两胁疼痛，皆由瘀血在内"的记载，复补充了大怒血瘀产生胁痛的病理。

"喜则气缓"：过度嬉笑，使心气为之缓散，推动无力，血循因而不畅，可致瘀血不行，故《内经》就有"喜伤心"的记载。

"悲则气消"：过度地悲伤，以致意志消沉，肺气耗伤，宗气因而虚弱，不能"以贯心脉"影响血行，可发生瘀血。

"恐则气下"：过于恐怖，一则气机下陷，不能升举，气血凝滞不通而致瘀血；二则肾气不固，气化无力，浊阴内聚而发为血瘀。

"惊则气乱"：突受大惊，以致心无所依，神无所附，气机为之紊乱，气乱则血循失调，可以造成瘀血。

"思则气结"：思虑过度，气机郁滞，初病气分，久则延及血分，血行为之影响而致瘀血。

总之，七情过极或过激，往往由气至血而导致血瘀不行，这是由于"气为血帅，血为气母"、"气行则血行，气滞则血瘀"的缘故。所以临床由情态改变，影响气血周流，进而导致为血瘀的病例甚为多见。

四、气、血、阴、阳虚损

1. 气虚 《难经·八难》指出："气者，人之根本也"。气有推动、温煦、固摄、气化等重要作用。人体的生长发育，各脏腑经络的生理活动，血的循行，津液的输布，都要靠气的激发和推动。血液不溢出脉管之外，又必须靠气以固摄。若气虚无力推动血运，致使血行迟缓，通而不畅或部分不通，以致血流郁滞或不同程度地凝而为瘀。若气虚无力固摄，则血溢脉外，离经为瘀。《景岳全书》载："瘀血留滞作症，……或忧思伤脾，气虚血滞，或积劳积弱，气弱而不行"。《医林改错》云："元气既虚，必不能达于血管，血管无气，必停留而瘀"。足见瘀血与气虚关系密切。也如《血证论》所说："气为血之帅，血随之而运行"。据临床观察可知，五脏气虚不充，脏腑气机衰退，均可导致瘀血。如心气虚无力推动血脉运行，血行缓慢而不通畅，日久即成瘀血；肺气虚而宗气生成不足，不能贯通心脉，导致心气不足，运血无力，血行不畅则渐成瘀血；肾气虚，化生元气不足，激发推动脏腑经脉功能活动的原动力减弱，以致气血运行不畅而成血瘀；脾胃气虚则运化受纳水谷的功能减退，气血化生不足，气虚则血行无力而不畅，可渐成瘀血，再者脾不统血，血溢脉外，蓄积体内必成瘀血。凡此种种皆属气虚血瘀。

2. 阳虚 《素问·生气通天论》云："阳气者，若天与日，失其所则折寿而不彰。故天运当以日光明"。形象地说明了阳气对人体的重要性。"阳气者，精则养神，柔则养筋"，更具体地说明了阳气对人体的温养功能。血液的运行，尤赖阳气的温煦，方能循环不已，灌溉周身。若脏腑阳气不足，则温煦鼓动无力，血液运行不畅，且阳虚寒自内生，更能凝滞血液，从而形成瘀血。《诸病源候论》谓："积聚者，脏腑之病也。……虚劳之人，阴阳伤损，血气凝涩，不能宣通经络，故积聚于内也"。可见，阳虚血脉失去温煦，可以导致瘀血积聚之证。另外，目前较普遍的认为中医的瘀血理论实质上概括了现代医学之弥漫性血管内凝血综合征（DIC）的内容。而DIC形成过程，阴盛阳脱的表现则更为多见，其发病机制也多由阳气暴脱，阴气骤盛，血液凝滞不畅所致。

3. 血虚　血液循行脉管之中，之所以能流布全身，环周不休，运行不息，除靠气的推动、阳的温煦作用外，也必须具有充盛的血量，方能共同协作。若血虚亏少，虽有气之推动，阳之温煦，也行而缓迟，以致滞而为瘀，临床上常见的血虚瘀证，即属此类。

4. 阴虚　阴精为人体生长发育的物质基础，与血又可互化。《张氏医通》云："精不泄，归精于肝而化清血"。可见阴精与血关系密切。若房劳过度，或七情郁结，暗耗阴精，或热病后期，阴津枯竭，一则化血不足，血液不充，滞而不行；二则阴虚生热，热灼血液，血受热煎而凝，皆可导致阴亏血瘀之证。

五、痰饮

痰饮是人体津液不化而形成的病理产物，一般以稠者为痰，稀者为饮。又由于"积水成饮，饮凝成痰"，故痰、饮名异而实同，皆为人体水液代谢障碍所产生，多与肺、脾、肾等脏的气化功能受障或三焦水道失于通调有关。因肺主布津液，并有通调水道的作用，若肺失宣降，水津不能通调输布，便可停聚而成痰饮；脾主运化水湿，肾主蒸化水液，若脾气本虚，运化无力，或肾阳不足，蒸化失职，则水湿不行，水不化气而蓄为痰饮；三焦是水、气通行的道路，若三焦失于通调，则水停气聚，气水互结亦可发为痰饮。然痰饮形成以后，随气血流行，内而脏腑，外而筋肉，痰饮的停留与流动，必然影响气血运行，因而导致瘀血。《素问·调经论》说："孙络水溢，则经有留血"。孙络是别络的分枝细小者，全身皆有，孙络水溢，即全身或局部水肿，水阻经隧，经络不通，则气血也随之阻滞而留血成瘀。《灵枢·百病始生》篇也说："胃肠之络伤，则血溢于肠外，肠外有寒汁与血相搏，则合并凝聚不得散而积成矣"。这里的"汁沫"，多指水饮，可见痰饮又可促成瘀血。又如《金匮要略·水气病》篇谓："先病后水，后经水断"，此即言先病水肿，日久水病波及血分致瘀而经闭。然而，瘀血形成，亦可导致痰饮。唐容川《血证论》云："须知痰水之壅，由瘀血使然"，"血积既久，亦能化为痰水"。尤能酿成痰饮、瘀血交夹之证。故临床上对一些水肿、痰喘气壅、痰核等证，适时适量地加用一些活血化瘀之品，有助于疾病的改善。

六、饮食失调

长期的饮食失调，或误服毒物，损伤脾胃，因而纳谷减少，生化不足，气血衰少，气虚血亏，则血循不畅，久之可形成瘀血；若纳食过饱，食积中焦，气机升降不得，则可影响血行，从而导致瘀血。朱丹溪的越鞠丸即为食积瘀血同治的代表方。若饮食偏嗜，过食生冷，则易损伤脾阳，致寒浊内生，阻碍气血而发为瘀血；过食肥甘厚味以致湿热痰浊内生，气血壅滞，也可酿致瘀血。正如《金匮要略·血痹虚劳病》篇所谓："五劳虚极羸瘦……食伤、忧伤、饮伤、房室伤、饥伤、劳伤、经络营卫气伤"，皆可致"内有干血"。

七、劳力过度

《素问·举痛论》说："劳则气耗"。过度的体力或脑力劳累可引起脏腑虚损，经气不足，推运无力，血液缓行而致瘀或恣欲过度，耗损肾气阴精，日久亏累元阴元阳，则阳气不充，阴精不足，血不得元阳温煦，又不得阴精滋生，势必内寒而凝，或枯干瘀成。

八、各种出血

《血证论·瘀血篇》说："吐衄便漏，其血无不离经，凡系离经之血与营养周身之血已睽绝不合……此血在身不能加于好血，反阻新血之化机……亦是瘀血"。故凡各种出血，都有形成瘀血的因素在内，其中主要的是：

（1）出血之后，已离经脉而未排出体外，或未被组织吸收而形成瘀血。

如血热妄行，血不归经；脾气虚弱，摄血失职，致血溢脉外，皆可留而为瘀。

（2）治疗出血，不究寒热虚实，专用止涩，或过用寒凉，寒凉过急，致使已离经之血凝而不能排出体外，未离经之血郁滞不畅，因而形成瘀血。

（3）妇女经血排出不畅或闭阻，以及产后余血恶露不尽，半产瘀血停聚，皆可形成瘀血。如《金匮要略》云："曾经半产，瘀血在少腹不去"；"产后腹痛，有干血着脐下"即属此类。综上所述，致成瘀血的原因甚多，机情复杂，有气瘀交挟、虚瘀交挟、痰瘀交挟、毒瘀交挟、湿瘀交挟、水瘀交挟、热瘀交挟等。但我认为其中最主要的成因是气虚、气滞和出血。因为气为血帅，气行则血行，气滞则血停，离经之血，如不为组织吸收或排出，即是瘀血。任何部位的出血都有不同程度的瘀血，但这决不意味所有的出血都要用逐瘀止血法。因为不太严重的出血，机体可自行吸收或排出，重用活血化瘀法，反为不利。外感寒热一般的也是先伤气后伤血；外伤引起的瘀血，实质上也是外伤损及脉络出血所致；病后与起居失宜，虽然有可能引起瘀血，但究其主因仍与气血不和有密切关系。

气血为生命之基本物质之一，血在气之互相为用的作用下，外滋肌肤，内营脏腑，百骸九窍，尽皆贯通，故在经脉中周流不息，以供机体正常生理所需。但由于以上某种或某几种原因，而使血不循经，或不畅行，从而发生了血液停滞或瘀结不散的种种病证。瘀血既是因于某些原因形成血瘀的一种病理产物，又是致成许多瘀血证的病因。采用活血化瘀法消除瘀血，纠正其病理状态，同时也是对瘀血证的病因治疗。瘀血一旦形成，轻者则由于机体的修复而自行吸收、疏通；重者则阻碍经络气血的正常运行。由于阻碍的部位和程度有所不同，从而引起了各种各样自觉的或他觉的症状。临床广泛运用活血化瘀法正是针对瘀血阻滞脉络、机体组织器官营养障碍这一共同的基本的病理过程而设立的。

第三节 瘀血证的诊断

所谓瘀血，主要是指局部血液停滞，或多处血脉运行不畅，以及体内留存的离经之血。而由此导致的各种功能或器质性病变称为瘀血证，或兼挟瘀血证。它既不是专指一个症状，也不是一个独立的病名，而往往是由于多种因素造成的病理结果，或由此而导致许多疾病的病因。因此，瘀血证是一个综合症候，可见于多种疾病。

对于瘀血的诊断，需要四诊合参。根据先贤们的经验，结合我们粗浅的体会，觉得临床上可以从以下诸方面综合分析，明辨诊断。

一、问诊

（一）问病史

1. 外伤史　有明显的跌打损伤或隐性外伤史。《明医指掌·瘀血篇》说："跌打损伤，或被人打踢，或物相撞，或取闪肭，或奔走努力，或受困屈，或发恼怒，一时不觉，过至半日或一、二、三日而发者有之，十数日或半月、一月而发者有之"。

2. 手术史　各种手术，如胸、腹、穿刺、"人流"等多种手术，如不慎，则会伤经损络，气血逆乱，易于造成术后粘连、疼痛、麻木、瘢痕，甚至功能障碍等，均可视为瘀血证。

3. 失血史　失血后血液自溢于脉外，蓄久成为败血；或医治出血过用寒凉、收涩之品而致血瘀涩滞于经脉。唐容川谓："吐衄便漏，其血无不离经，……然既是离经之血，虽清血、鲜血亦是瘀血"。

4. 妇科经、带、胎、产史　痛经、闭经、经行不畅或崩漏，血色紫暗有块、产后恶露不净，慢性盆腔炎等均可考虑有瘀血。临床上也可见部分不孕症或滑胎者属瘀血为患的。

5. 精神创伤史　强烈的精神刺激，过度的精神紧张，皆可使气机逆乱而致血瘀。如悲则气消、喜则气缓、思则气结、惊则气乱、恐则气下，过甚皆可致血瘀为患。

6. 神经、精神病变史　癫、狂、痫、健忘、失眠、肢体活动障碍、感觉异常等，有因瘀血引起的，临证宜仔细辨析。唐容川说："凡失血家猝得健忘，每有瘀血"、"凡心有瘀血亦令健忘"。王清任认为癫狂一症系由气血凝滞，脑气与脏腑气不接所致。

7. 久病顽疾，往往伴有瘀血为患　《临证指南医案》说："初病在经，久病入络，以经主气，络主血，则可知其治血治气之当然也"。临床

11

如痹证、心胃气痛、肝郁、慢性水肿、哮喘、痰饮、胸痹、厥、心痛，以及一些所谓"怪病"顽疾等皆可能有瘀血参变其病理中。

（二）问寒热、口渴

瘀积不通，郁久化热，故有些发热也是瘀血证的症候特点之一。瘀血发热属于内伤发热，因瘀积部位、病程及耗伤气血阴阳不同情况，而有不同的热型和热感。血瘀初期，由于气血郁滞而致营卫不和，可见恶寒发热；瘀久化热，亦可单发高热；若瘀热耗伤营阴，干血内着，又可出现阴虚内热、低热、潮热。其发热时为全身性，时为局限性，或见轰热、或见往来寒热等。张仲景说："病者如热状……脉反无热"是为瘀血证的特点。

另外瘀血阻滞，阳气郁遏不达，而表现为严重恶寒者临床也有所见。

瘀血时津不上潮可出现口渴，称为"血渴"。其特点是"渴而不饮"、"渴不多饮"、"但欲漱水而不欲咽"等。

（三）问耳目

瘀血内阻耳窍，则耳聋不能闻音或疼痛。临床上可见于耳聋、轰鸣，或温热病后遗症耳聋等。瘀血内阻目系脉络，则视物昏花甚或暴盲，如西医之脉络膜炎，视网膜中央血管阻塞，急性青光眼，视神经萎缩等病皆有瘀血之可能。

（四）问痛痒

1. 问疼痛　中医理论认为"通则不痛，痛则不通"。瘀血内阻，气血不通，就会引起疼痛。故疼痛也是瘀血证的主要的证候特征之一。瘀痛的特点一般为：痛有定处，如针刺而拒按。但因瘀积部位、程度和兼挟它邪不同，临床也可表现为钝痛、攻冲痛、游走痛、放射痛、绞痛等。痛的时间尚无规律，可有持续痛、骤发痛、间歇痛等，但常以午后、晚上为多或加重。痛时或伴有酸、麻、冷、热、胀、困等感觉。一般因热瘀而痛者喜冷拒按，因寒凝血瘀者又喜温或反而喜按。临床如头痛、偏头痛、肝郁病人的胁肋疼痛、厥心痛病人的心前区绞痛、肝胃气痛病人的胃脘部久痛，以及痹证、痛风、妇女痛经等疾病，均有特定的部位及不同性质的疼痛特点，这些病症都与瘀血有一定的关系。

2. 问瘙痒　皮肤极度或持久瘙痒也是瘀血的症状之一。临床所见的如牛皮癣、瘾疹及其他顽癣等皮肤病以及一些老年性瘙痒症和一些过敏性疾患引起的瘙痒其病变机制多和风湿毒邪与瘀血有关。

（五）问胸腹

1. 心悸怔忡 瘀阻血脉或败血冲心，心失所养可发生心悸怔忡。王清任说，瘀血所致的心悸怔忡用归脾（汤）安神等方不效，而用活血祛瘀的方药则疗效良好。唐容川亦认识到："血虚则神不安而怔忡，有瘀血亦怔忡"。

2. 胸腹胁肋疼痛胀满 亦是血瘀为患的佐证。《金匮要略》云："腹不满，其人言我满，为有瘀血"、"妇人少腹满如敦状……，此为水与血俱结在血室也……"。临床如肺胀、胸痹、胁肋痛、症瘕、臌胀等所致胸腹胀痛即有其因在内。

（六）问二便

1. 问大便 大便溏腻如漆为瘀血。《证治准绳》谓："邪热燥结，色未尝不黑，但瘀血则溏而黑黏如漆"。或见大便脓血夹杂，其亦多为湿遏热伏，郁久腐化，伤及血络而成。

2. 问小便 小便涩痛淋沥，或见尿血不痛，亦有瘀血为患者。

二、闻诊

（一）闻咳喘

咳喘伴有胸痛、痰血、面晦唇绀者，应考虑夹有瘀血。《丹溪心法》谓："肺胀而嗽，或左或右，不得眠，此痰夹瘀血碍气而病"。《血证论·咳嗽篇》说："人身气道，不可有塞滞。内有瘀血，则阻碍气道，不得升降，是以壅而为咳，……须知痰水之壅，由瘀血使然"。

（二）闻语言声音

有瘀阻疼痛者可听到呼痛叫号；心阳不足，气虚血瘀者则声微语低，或昏迷不语，或呓语郑声；瘀阻心窍，神机不灵，则语言错乱，狂呼骂詈，不避亲疏。《医林改错》说："癫狂一症，哭笑不休，詈骂歌唱……乃气血凝滞，脑气与脏腑气不接"。

（三）嗅气味

耳疳、鼻渊、疮疡脓汁（涕），或肺痈的咯痰腥臭，或妇女带下秽臭腐恶等，皆可能有瘀血夹杂。

三、望诊

（一）望神气

神识呆滞，或精神错乱，狂越躁扰，或神识昏迷谵语，皆有瘀血所致者。《伤寒论》载："太阳病六七日，表证仍在……其人发狂……下血乃愈，所以然者，瘀热在里故也"。《血证论》亦有："瘀血攻心，心痛头晕，神气昏迷，不省人事"的记载。

（二）望舌质

《金匮要略》云："病人胸满，唇萎，舌青……为有瘀血"。《巢氏病源》亦云："夫有瘀血者唇萎舌青"。临床常见舌质青紫，红而不鲜，或黯，或布有紫斑点，舌下脉络粗（曲）张、紫黯，有瘀点、瘀丝等。我们认为舌象是诊断瘀血的最重要指征之一。特别是舌下变化不能忽视，我们曾统计了200例瘀血证患者的舌下变化，发现舌下改变不仅可以作为诊断瘀血证的依据，而且亦可作为观察治疗效果的指标。一般随着病情的改善，舌下脉络粗、曲张、紫黯、瘀点、瘀丝也有所减轻或消失。

（三）望毛发

发为血之余。发得血而生，失血则枯。血瘀者常可见毛发无泽，枯黄憔悴，甚或毛发脱落。《医林改错》云："伤寒瘟病后，头发脱落……皮里肉外血瘀，阻塞血路，新血不能养发，故发脱落。无病脱发，亦是血瘀"。

（四）望面色

瘀血内阻，气血不能上荣于面，日久可见面色晦暗或紫黑。《难经·二十四难》谓："手少阴气绝，则脉不通，脉不通，则血不流，血不流则色泽去，故面色黑如黧，此血先死"。临床可见于症瘕积聚、臌胀等患者的病程中。《医林改错》记载"紫印脸"、"脸如打伤血印，色紫成片，或满脸皆紫，皆瘀血所致"。《血证论》认为"面色萎黄，有蟹爪纹路"是为瘀血。有些色素沉着患者，久治不愈，在辨证施治的基础上，略佐活血化瘀之品，效果更佳。

（五）望眼目

血瘀者可见白眼及眼胞皮内膜红赤，或有瘀斑瘀点，或见微细脉络粗、曲张；或白眼混浊，或发黄疸；或黑睛外周围苍黑环；或见云翳，或见内障。另外，眼眶青黑亦有因为瘀血为患者。

（六）望耳轮

瘀血内阻，血不上荣于耳，则见耳轮焦枯色黑；或在耳轮脏腑相应部位出现小结节、丘疹，或见网状微血管怒张呈蟹爪纹或呈环状皱壁；或见耳垂折痕等变化。

（七）望鼻部

临床所见鼻头色青，酒糟鼻，鼻流脓涕，鼻塞不利（主指西医所称的鼻黏膜充血、鼻甲肥大、鼻息肉），鼻衄以及久治无效的鼻渊（脑漏）等可视作诊断佐证。

（八）望口唇

口唇青紫（多见于心肺病患者），唇部黑斑，或现萎缩（多见于肠胃病患者等），亦可作为诊断的重要参考。

（九）望皮肤

常见有皮肤色素沉着，静脉曲张或怒张，皮肤甲错，红纹血缕如蟹爪，斑疹瘀血体征。

皮肤发黄（或黄疸）亦是瘀血佐证之一。《诸病源候论》说："血瘀在内则时时体热面黄"。《临证指南医案》亦说："久痛必入络，气血不行，发黄，非疸也"。周学海进一步认为："黄之为色，血与水和杂而然也"。所以即使对温热发黄或阴黄，他也主张应用活血化瘀药。他说："总须兼用化血之品一二味，如桃仁、红花、茜草、丹参之类，为其已坏之血不能复还原质，必须化之，而后得无碍于新血之流行也"。这个观点临床很有参考和实用价值。

另外，外伤后的局部青紫肿痛，或疔痈红肿热痛，或见丹毒流火皮肤焮红漫肿，或疔疮走黄、"红丝疔"等，皆为瘀血或瘀热挟毒佐证。

（十）望爪甲

肝藏血，主筋，爪为筋之余。瘀血内阻，可见爪甲青紫，日久可见爪甲枯黑。甚或脱落，气滞血瘀者亦可见指趾末端肥大，或见甲翻（匙状甲）干裂疼痛等变化。

（十一）望出血及排泄物

1. 望出血 血色暗红、紫黑或夹血块为瘀血指征。唐容川更认为："凡吐衄，无论清凝鲜黑，总以祛瘀为先"。

2. 望排泄物 咳喘痰血夹杂，或痰如米粥，或咯脓痰，或鼻流脓涕，耳流腐臭浊脓；或疮疡脓汁稠秽，或妇女带下、产后恶露色深浊稠而臭；或见大便脓血夹杂，小便淋血，皆可作为诊断佐证。

四、切诊

（一）切脉

《素问·脉要精微论》云："夫脉者，血之府也"。血液瘀滞不畅，则脉象表现异常，又由于瘀滞部位、程度及兼邪情况不同，临床常见沉、弦、涩、结、代、细等脉象。《金匮要略》记载为"脉象大来迟"，而《脉诀》记载为"瘀血内蓄，却宜牢大，沉小涩微，反成其害"。这些都可作为临证时参考。

（二）切肌肤

主要切诊症积包块。王清任说："无论何处皆有气血……气无形不能结块，结块者必有形之血也。血受寒则凝结成块，血受热则煎熬成块"。证之临床，症积包块多为血瘀为患，亦可兼挟痰、湿、虫、食、气滞等它邪，互相交阻逐渐形成症积、包块、肿瘤，按之有形，或推之可动，或盘牢不移。临床如西医之肝脾肿大，以及胸腹腔占位性病变（卵巢肿瘤、子宫肌瘤），慢性盆腔炎的炎性包块，宫外孕，以及甲状腺肿大，乳腺增生，各种赘生物（疣、痣等），均与血瘀有关。

（三）触按血海穴也有助于瘀血的诊断

血海乃足太阴脾经腧穴，在髌骨内上缘二寸处。临床用手指触按血海穴，如有酸、麻、胀、痛等感觉，应考虑有瘀血的可能，对瘀血证的诊断有一定的临床意义。

综上所述，可见瘀血引起的病变是多样复杂的，但只要全面搜集病史，认真进行检查，综合分析归纳，是可以对瘀血证做出正确诊断的。诊断时必须注意四诊合参，明辨虚实寒热，以及兼挟它邪的性质、多少，以便为辨证立法施治提供正确的依据。但又不必条条悉具瘀血证的诸样表现，只要在所见的病症中具有瘀血病变的某一典型特征，都应当考虑是否有血行障碍、瘀血内停或干血内着的可能，尤其是对久病顽疾而瘀血征象不太显著，屡经它法治疗而未效者，应考虑到兼挟瘀血的可能。但我们认为舌象变化是作为诊断的最重要依据之一。

第四节　瘀血证的治法方药

疾病发生发展过程是复杂的，不同阶段有其不同的变化和表现。因此，根据疾病发展过程中邪正斗争的力量强弱，病情的轻重缓急，主证与兼证的关系，以及病证的寒热虚实之不同，本着辨证施治的原则，恰当地选方用药这是十分重要的。方药是理法的具体运用，同时其选用又是以理法为依据的。其中，法是一个起着承上启下作用的重要环节，"方从法立，法随证出，辨证立法，以法统方"。故辨证明晰，立法正确，选方用药精当，方能药证合拍，施治取效。活血化瘀法的具体运用，亦是本着这个精神。在临床上常用的治法方药，有如下几个方面：

一、理气祛瘀法

为临床常用的治法。适用于气机郁结，脉络瘀滞的瘀血证。"血随气行""气为血帅"，故血瘀多先有气郁，"疏其气血，令其调达"为治疗法则。治法以理气祛瘀为主，血府逐瘀汤为代表方剂。用药则选用活血化瘀兼有理气作用的药物。如川芎、郁金、延胡索、姜黄、三棱、莪术、乳香、刘寄奴、泽兰、降香、香附、月季花、玫瑰花、紫荆皮、夏天无等。同时佐以理气的药物，如柴胡、木香、乌药、青皮、枳壳、枳实、川楝子、沉香等。以宣通气机，破除结滞，推动血行。

血府逐瘀汤方解

《医林改错》

[组成] 当归9g，生地黄9g，桃仁9g，红花9g，赤芍9g，川芎9g，川牛膝9g，枳壳6g，柴胡4.5g，桔梗4.5g，甘草3g。

[用法] 水煎服。每日2~3次。

[功用] 活血祛瘀，行气止痛。

[主治] 瘀血内阻，头痛，胸痛日久，痛如针刺不移，心悸怔忡，失眠烦闷，呃逆干呕，面目黧黑不华，舌质暗红或见瘀点，舌下脉络粗（曲）张，或瘀点、瘀丝。

[方解] 本方证系瘀血内阻胸胁，气机不畅所致。方中当归、桃仁、红花、赤芍活血祛瘀；川芎行气活血；柴胡疏达肝气；桔梗、枳壳开胸行气；川牛膝引血下行；生地凉血清热，配当归养血活血；甘草调和诸药，合赤芍又能缓急止痛。全方祛瘀止痛，开胸行气，通治气血瘀滞作痛之证。

【附记】本方是治疗瘀血内阻（偏于胸胁部），气机不畅而致胸痛、烦闷等证的主要方剂。

我们临床运用本方稍事加减，可治疗属于心血瘀滞者，如见失眠或夜睡不宁，加炒枣仁以养心安神。气虚加黄芪、党参补中益气。阳虚者去柴胡再加制附子、桂枝以温壮心阳。胁下有癥块者，加郁金、丹参、三棱以活血祛瘀，消癥化积。用治"胸痹"、"心绞痛"，可加丹参、降香、延胡索、三七等，以加强活血祛瘀作用。也可用于外伤后头痛、心悸、怔忡属于瘀血内阻者。

二、温经化瘀法

寒凝可引起气滞血瘀。前人认为血有"寒则泣而不能流，温则消而去之"的性质。由于风寒外邪侵袭机体，肌表经脉受阻，气血凝滞而发生疼痛或瘀肿。或由于素体阳虚，久病体弱，寒从内生，导致气血受阳气温煦不够而寒凝。寒凝血瘀，在治疗上采用温经化瘀法，少腹逐瘀汤等是其代表方剂。常选用活血化瘀并有温经作用的药如：川芎、红花、鹿角霜、独活、威灵仙、穿山龙等药物。且配以温经散寒之品，如桂枝、附子、细辛、干姜、川乌、吴萸等。

少腹逐瘀汤方解

《医林改错》

[组成] 当归9g，川芎9g，赤芍9g，延胡索9g，五灵脂9g，蒲黄9g，没药6g，干姜6g，小茴香6g，官桂3g。

[用法] 水煎服。每日2~3次。

[功用] 活血化瘀，温经祛寒。

[主治] 下焦虚寒，血瘀少腹，气机不舒，少腹积块疼痛，或疼痛无积块，或少腹胀满，或月经不调，其色或紫或黑，或有瘀块，或经期腰酸，或崩漏兼少腹疼痛，或赤白带下，宫寒不孕等。

[方解] 上述诸证都是少腹瘀血所致，故方中以当归、川芎、蒲黄、五灵脂活血化瘀为主要药物，配合延胡索、没药活血止痛。又本证瘀血由下焦虚寒导致，所以又用肉桂、干姜温经散寒，小茴香祛寒理气，既引药下行，又能行气以活血，共使血得温而行。瘀血消除，下焦得温，气机畅达，诸证亦随之消散。

【附记】本方适用于瘀血内阻位于少腹部者，且见有下焦虚寒之证。临床多用于妇科病的月经不调、痛经、崩漏、不孕症，属于冲任虚寒而有瘀阻者。用本方治疗崩漏，是根据"瘀血不去，出血不止"的临床经验总结的一种治法，其实为瘀血阻络，使新血不能归经所致的崩漏，俟瘀血去，血络通，新血循经而行，其崩漏自止。但引起崩漏的原因很多，临证要详加辨析，必须确认少腹有瘀血的才能使用本方。

三、清热解毒化瘀法

用于热灼伤络，或热盛迫血妄行等证。证见衄血、呕血、便血、尿血、皮肤黏膜出血等。此外热毒内蕴引起局部气血运行失畅致成疮疡、红肿、疼痛等。治宜活血化瘀，配合清热解毒、凉血止血的药物。犀角地黄汤、清营汤、大黄牡丹皮汤等可作为代表方剂。其清热化瘀药常选丹参、丹皮、栀子、赤芍、凌霄花、落得打、地龙、紫草、白蔹、鱼腥草、鬼针草、败酱草、地耳草、人中白、山慈菇、七叶一枝花、漏芦、白花蛇舌草等。亦可配用生地、玄参、犀角、银花、连翘、黄芩、黄连、大小蓟等。

犀角地黄汤方解

《千金方》

[组成] 犀角 3~6g，生地黄 20g，赤芍 10g，丹皮 10g。

[用法] 水煎服，犀角磨汁和服。

[功用] 清热解毒，凉血散瘀。

[主治] ①温热之邪深入血分，迫血妄行的吐血、衄血、便血等多种出血。②小儿痘疮、麻疹以及喉痧重证，热入营血，神昏谵语，斑色紫黑，舌绛起刺，脉象细数。

[方解] 本方重在清热凉血，解毒化瘀，为清热凉血的主方。温热之邪深入血分，易耗血动血，出现吐衄发斑，神昏谵语或蓄血发狂等证。此时不清其热则血不宁，不滋其阴则火不熄，不祛其瘀则斑不消，所以叶天士说："入血就恐耗血动血，直须凉血散血"。本方犀角清热凉血兼以解毒，生地养阴清热，配赤芍和营泄热，活血祛瘀，牡丹皮清热凉血散瘀，共奏清热解毒，凉血化瘀之功。

【附记】本方为凉血解毒散瘀的代表方剂，许多清营凉血解毒的方剂多从此方衍化而来。临床可用于治疗高热、神昏、多种出血、紫癜、急黄、症瘕积聚出血，以及慢性浮肿合并出现伏热内燔、神志不清等证。

临证应用时，由于犀角价贵货缺，可用水牛角 30~60g 代替（我们曾试用黄牛角代替犀角治疗温病血分证患者两例，亦取得了良好效果）。此外，如热入心包，神志昏迷，可同时服用安宫牛黄丸或紫雪丹，或在本方中加入菖蒲、胆南星、天竺黄等。如热邪炽盛，可加黄连、栀子清热解毒。斑疹重者，可加轻清之品如连翘、银花、大青叶以透热转气，疏透斑疹。蓄血发狂者，酌加桃仁、丹参、琥珀、大黄以下蓄血，安神宁志。

大黄牡丹汤方解

《金匮要略》

[组成] 大黄 9g，牡丹皮 9g，桃仁 9g，冬瓜仁 15g，芒硝 9g（冲服）。

[用法] 水煎服。每日 2 ~ 3 次。

[功用] 泻热破瘀，散结消痈。

[主治] 肠痈初起，发热，右侧少腹疼痛拒按，大便秘结，小便短赤，舌红苔黄腻，脉多滑数。

[方解] 以上诸症皆由肠腑热毒壅盛，气滞血瘀所致。故用大黄清热解毒、攻下破瘀；丹皮凉血散瘀；芒硝辅助大黄苦寒泻下，荡涤热毒瘀滞；桃仁助丹皮祛瘀行滞；冬瓜子清热利湿，化痰排脓；合用可使热清湿去，瘀消结散。

【附记】本方为治疗肠痈（阑尾炎）的主方，适应于尚未成脓者。临证使用时，如热毒重者，可加银花、公英、败酱草；兼有恶寒者，可加薄荷、芥穗；湿盛舌苔厚腻者，可加藿香、佩兰。我在临床应用时，嫌本方少用理气药，本着气行则血行的原则，故多加用木香、川楝子、延胡索、枳壳等行气之品，按其脉证，有时反佐少量附片（3g）于苦寒药之中，每能起到相反相成之效。

四、祛风化瘀法

"治风先治血，血行风自灭"。在临床治疗某些"风证"，如因风中脏腑经络，引起半身不遂，语言謇涩或肢体麻木不仁，或皮肤奇痒不止等血虚生风证，常以活血化瘀配合祛风通络药物。方剂如大秦艽汤、蠲痹汤、当归饮子等。祛风化瘀药如凌霄花、白芷、剪刀草、白鲜皮、络石藤、海风藤、桑枝、透骨草、白花蛇、乌梢蛇、僵蚕，或加用秦艽、地肤子、防风等。

蠲痹汤方解

《百一选方》

[组成] 羌活、防风、姜黄、当归、赤芍、炙黄芪各 45g，炙甘草 15g。

[用法] 共为粗末，每剂 15g，加生姜 5 片，水煎服。

[功用] 益气活血，祛风除湿，宣畅营卫。

[主治] 营卫两亏，风寒湿邪乘袭，遂成风痹，项背拘急，肩肘痹痛，

手足拘挛，举动艰难，脉象缓弱且涩等症。

[方解] 风痹为患，本由营卫两亏，外邪乘袭，气血滞流，络脉不通。是故以归芪益化气血，配姜黄、赤芍活血通络以宣畅营卫，即所谓"治风先治血，血行风自灭"也；再用羌活、防风祛风除湿而里外兼治，是谓蠲痹汤之故。

【附记】本方以治风寒湿邪侵体为痹之患，但以风邪偏重者。临证时，若风痹冷痛日久，还可加入白花蛇、乌梢蛇、全蝎、川乌、千年健等，以增强通经络、逐寒湿之功效。

当归饮子方解

《经验方》

[组成] 当归9g，川芎9g，赤白芍各9g，生地12g，防风9g，白蒺藜9g，荆芥4.5g，何首乌9g，黄芪9g，甘草3g。

[用法] 水煎服。

[功用] 活血祛风，解毒止痒。

[主治] 慢性浸淫疮、风块疹、牛皮癣，以及老年瘙痒症等，病程较长，皮损肥厚，粗糙干燥，色素沉着，上覆痂皮或鳞屑，自发阵阵奇痒，尤以夜间为甚。舌质淡红或暗红，舌下见瘀丝、瘀点。脉弦缓或濡细。

[方解] 本方所治各证，是因风毒之邪侵袭人体，初患时湿热相搏于肌肤腠理，日久而耗血阻络，以致血虚血瘀生风化燥，肌肤失养所致。故用当归、川芎、赤芍，配生地、白芍、首乌以活血养血，用防风、白蒺藜、荆芥以祛风解毒止痒。黄芪配当归以化生气血，以促风毒外泄，甘草调和诸药又可解毒，共奏活血养血，祛风解毒止痒之效。

【附记】本方临床用治慢性浸淫疮、风块疹、牛皮癣、瘾疹等一些皮肤病和老年性瘙痒症，属于血虚血瘀而生风化燥者疗效较好。若属风毒初侵，且与湿热相搏，皮损红肿、糜烂、渗出毒水者，就要酌加清热解毒利湿的萆薢、连翘、土茯苓、苦参等品，以使风湿瘀毒并除。

五、化痰活血法

痰浊瘀阻脉络，以致血瘀痰浊互结。阻于肺络则喘逆唇青，流窜经络则痰核生成，留于脏腑则成症积痞块，上蒙清窍则癫痫狂乱。此类病证复杂而难治，常以活血化瘀配伍化痰散结之品，方如：千金苇茎汤、小金丹等。药如半夏、南星、贝母、竹沥、昆布、海藻、远志、射干、黄药脂等。

苇茎汤方解

《千金方》

［组成］苇茎（鲜芦根）60g，薏苡仁24g，冬瓜仁24g，桃仁9g。

［用法］水煎服。

［功用］清肺化痰，逐瘀排脓。

［主治］肺痈，咳吐臭痰脓血，胸中隐隐作痛，肌肤甲错，发热或微热，脉滑数。

［方解］痰热瘀血，互结肺中，酝酿而成肺痈。方用苇茎清肺泄热，薏苡仁清热利湿，桃仁逐瘀行滞，冬瓜仁涤痰排脓。合用能清肺泻热化痰，逐瘀活血排脓。

【附记】本方是古代治疗肺痈的主方，用于肺痈初期可促使消散，防止化脓，若脓已成，可排脓于外。目前临床上多加味使用，主用于肺痈，其他一些肺热疾患等亦有疗效。毒热盛者，加银花、连翘、蒲公英、鱼腥草、黄芩、金荞麦、生甘草，并可加入活血化瘀的赤芍、丹参等。如痰热重，加栝楼、贝母、桔梗。若病程日久，气血不足者，可加生黄芪、当归、沙参等补托的药物。

小金丹方解

《外科全生集》

［组成］白胶香、草乌、五灵脂、地龙、木鳖子各45g，乳香去油、没药去油、归身各22g，麝香9g，墨炭3.6g。

［用法］各研细末。用糯米粉36g煮糊，和上药捣匀为丸，每丸重0.9g，每次用黄酒送服2~3丸。

［功用］化痰活血，通络散结。

[主治] 痰核、瘰疬、流注、贴骨疽等初起肿硬作痛，皮色不变，属于阴证、实证者。

[方解] 乳香、没药、五灵脂活血化瘀，消肿止痛。配归身养血，地龙通络，墨炭消肿祛瘀。麝香、白胶香调气血、通经络、解毒消肿。草乌祛寒湿，通经络。木鳖子祛痰散结，消肿疗恶疮，全方祛寒通络，化痰散结，活血化瘀，消肿止痛，是痰瘀并治的有效方剂。

【附记】本方可用于骨结核、痰核、阴疽等属于寒证、实证者。

六、渗湿活血法

以活血药与渗湿药合用。血与水关系至为密切，前人有"血水同源"、"血不利则为水"之说。血瘀往往导致停水，水湿停滞亦能引起血瘀。临床常见水肿兼有唇色青紫，面色晦暗，舌质胖大而有瘀斑、瘀点，舌下脉络淡紫粗张。此种水肿可在产后恶露不行或闭经时发生。亦有水肿日久导致血瘀而病者，单用渗利药不易消肿，单用活血法亦难取效，必需渗湿药与活血药合用方可收功。代表方如调营饮、益肾汤等。具有渗湿活血作用的药物如：益母草、川牛膝、王不留行、鼠妇虫、落得打、马鞭草、平地木、琥珀、滑石、商陆、土茯苓、龙葵、薏苡仁、木通、防己、赤小豆、冬葵子、路路通等。常用渗湿利水药有泽泻、茯苓、猪苓等。

益肾汤方解

(山西省中医研究所经验方)

[组成] 当归10g，赤芍10g，川芎10g，红花10g，丹参15g，益母草30g，白茅根30g，银花15g，板蓝根20g，紫花地丁15g。

[用法] 水煎服。日2次，早晚服。

[功用] 活血化瘀解毒，清热利水消肿。

[主治] 水肿反复发作，腰痛，易感外邪，并见发热咳嗽，头痛咽痛，兼有唇色青紫，面色晦暗，或有出血倾向，苔腻，舌边有瘀斑、瘀点，舌下络脉淡紫略粗。

[方解] 中医认为血水同源，二者关系甚为密切。血瘀往往导致停水，

水湿停滞亦能引起血瘀，故《金匮要略》有"血不利则为水"的说法。又据现代医学证明慢性肾炎时有肾小球阻塞，肾毛细血管痉挛、凝血、血栓形成，肾组织缺血、缺氧、纤维组织增生等变化。这些和瘀血证甚为符合。据此分析，故用丹参、当归活血祛瘀养血，配赤芍、川芎、红花、桃仁活血化瘀；用益母草、白茅根活血利水，且能清热降压；银花、板蓝根、地丁清热解毒驱邪。

【附记】慢性浮肿腰痛临床表现有多种证型，而本方主要针对其病机有血瘀这个关键所在而遣方用药。所以实际临证时还宜据各位患者病情病势的不同情况，酌情配合健脾益气、温阳利水等法。

七、攻下化瘀法

瘀血内结血室，腑实便闭病证，在治疗时运用活血化瘀兼通里攻下之药，如大黄、芒硝、水蛭、虻虫等。方如桃仁承气汤、抵当汤等。具有化瘀、破结、通腑、清热的作用。近年来对许多外科急腹症如阑尾炎、肠梗阻等病常用此法治疗收到了显著效果。

桃仁承气汤方解
《温病条辨》

［组成］大黄12g，芒硝9g，桃仁9g，当归9g，芍药9g，丹皮9g。

［用法］水煎服。每日1~2剂。

［功用］攻下化瘀，开结通腑。

［主治］治邪热与血搏结的蓄血证。证见少腹坚满硬痛，小便自利，夜热早凉，大便闭结，烦躁谵语，甚则如狂，脉沉实者。

［方解］本方证为瘀热互结，腑实便闭的蓄血证。因蓄血偏于下焦，故少腹坚满硬痛。下焦蓄血而非蓄水，故小便自利。瘀热与糟粕互结，遂大便闭而腑气不通。瘀热上扰心神，故烦躁谵语，甚则如狂。方中桃仁破血祛瘀为主，配当归、丹皮以增活血之效，且丹皮又能清热，大黄泻热逐瘀通经，芒硝软坚通便，泻下瘀滞，芍药养阴泻热。合用以攻下化瘀，开结通腑。

【附记】本方可用于温病、内科杂病以及外科急腹症等而具有上述见证者。

八、养阴化瘀法

本法主用于热病之后血虚体弱而夹有瘀血之证。多见于肝肾虚损，瘀血阻滞的病证。常见头晕目眩，潮热盗汗，腰膝酸软，或口眼歪斜，半身不遂，以及复发性口疮、尿血等症。在治疗上常以活血化瘀配合补血养阴药物，方如桃红四物汤、养血柔肝丸、青蒿鳖甲汤等。药如当归、白芍、生熟地、首乌、鳖甲、鸡血藤、夜交藤、元参等。

桃红四物汤方解

《医宗金鉴》

[组成] 熟地黄15g，赤芍12g，当归9g，川芎6g，桃仁9g，红花6g。

[用法] 水煎服。

[功用] 养血活血。

[主治] 血虚血瘀所致的妇女月经不调、痛经、崩漏，以及内伤杂病的头痛、头晕、心悸、目眩等证，脉弦细或涩。

[方解] 方中熟地滋阴补血，当归养血活血，川芎行气活血，赤芍、桃仁、红花活血化瘀，合用而使阴血得补，瘀滞化除，冲任畅调。

【附记】本方既可滋养阴血，又可活血祛瘀，可以说是调理一切血瘀证的基础方。我运用本方时，如无明显虚象，一般将熟地易为生地。芍药多用赤芍，并每加丹参，在细审虚实寒热的不同兼证时，以本方为基础，灵活加减施治于多种血瘀证，往往获得良效。兼有气虚者，加入人参、黄芪。挟寒者可加炮姜、肉桂。有热者加黄芩、黄连、丹皮。伴见气滞胀痛或攻窜作痛可加香附、延胡索、木香、郁金。气滞血瘀甚者或见症瘕积聚之证，每多加用三棱、莪术、乳香、水蛭等破血逐瘀之品。

养血柔肝丸方解

《经验方》

[组成] 丹参9g，当归9g，赤芍9g，生牡蛎9g，玉竹9g，水红花籽

9g，郁金 6g。

[用法] 蜜丸，每丸重 6g，每服 1 丸，日 3 次。

[功用] 养血柔肝，软坚散瘀。

[主治] 胁痛，食纳不佳，脘腹部痞块积聚，舌质暗红，边有瘀点，脉沉弦细等。

[方解] 本方对肝血虚又兼气血瘀滞而设。用当归、玉竹滋阴补血，丹参、赤芍活血化瘀，牡蛎、水红花籽活血软坚，配郁金解郁止痛。

【附记】本方临床多用于慢性肝病之肝脾肿大，胁下隐痛，或用于肝炎恢复期，属于肝血亏虚，瘀血阻滞者。另外，还可用于热病后遗症伴有血不荣筋、络脉失养、关节屈伸不利者，或癫痫日久，属于肝血亏虚且有瘀阻者。

九、补气化瘀法

用于病程日久，阳气不足，血行不畅，气虚血瘀，阻滞脉络。古人认为"气盛则血充，气衰则血少……"。血瘀症伴有头晕、气短、倦怠乏力气虚症者，以及中风后遗症，常以活血通络配合补气助阳药物，方如补阳还五汤等。药如黄芪、党参、白术、附片、桂枝、寄生等。

补阳还五汤方解

《医林改错》

[组成] 黄芪 60g，当归尾 12g，赤芍 12g，川芎 9g，桃仁 9g，红花 9g，地龙 9g。

[用法] 水煎服。日 2 次。

[功用] 补气活血，化瘀通络。

[主治] 中风及中风后遗症，半身不遂，口眼歪斜，语言謇涩，口角流涎，大便干燥，小便频数，苔白，脉缓。

[方解] 本方所治诸证乃由气虚血滞、瘀阻脉络为患，故重用生芪补气以助行血通络，使祛瘀而不伤正，配合当归尾、赤芍、川芎、桃仁、红花活血化瘀，地龙活血通络，用于上证则正气复，瘀血祛，脉络通利，诸症自可逐渐好转。

【附记】本方是补气药与活血化瘀药配伍的方剂，临床可用于中风及后遗症，小儿麻痹后遗症，以及其他原因引起的单瘫、截瘫属于气虚血瘀者。本方用药量宜注意：祛瘀药不宜重，黄芪量不宜轻。黄芪量可以从30～60g开始，效果不显再加。此方往往初期效果明显，后来进展减慢，仍宜守方继续服用，此时不必再增加黄芪的用量。另外，还要据所兼挟之证化裁用药：肢体偏寒者，可加熟附子以温阳散寒；脾胃虚弱者，可加党参、白术以补气健脾；痰多加制半夏、天竺黄以化痰；若失音可加菖蒲、远志等以开窍化痰；瘀血甚者可酌情加大桃仁、红花、川芎、芍药的分量，并可加入丹参、牛膝等以增活血化瘀之力。我们以此方为基础，稍事加减，制成中药复方静脉滴注剂，每天250ml，并配服辨证施治汤药一剂，治疗急性脑血栓形成110例患者，按28天统计，有效率为98.2%。

十、祛瘀止血法

用于咳血、衄血或尿血崩漏等出血疾患，而血色紫黯或夹有瘀块，胸腔部或少腹闷胀而痛，潮热心烦，舌质紫黯。常选用活血化瘀且有止血功能的方剂如小蓟饮子、逐瘀止崩汤等。药如花蕊石、鲜藕汁、白茅根、大小蓟、炒蒲黄、茜草炭、琥珀、三七等品。

逐瘀止崩汤方解

《经验方》

[组成] 当归、五灵脂、炒丹皮、炒丹参、阿胶（蒲黄炒）各9g，川芎、艾叶炭、没药各6g，三七3g（冲服），乌贼骨12g，龙骨、牡蛎各18g。

[用法] 水煎服。日2次。

[功用] 祛瘀止崩，兼以镇痛。

[主治] 瘀滞崩漏，血色紫黑而有瘀块，小腹疼痛拒按，血块排出后，疼痛减轻，舌质紫暗或有瘀点，脉沉涩。

[方解] 瘀血阻滞，血行失常，故崩漏。离经之血，结成瘀块，故腹痛拒按，时下紫黑血块。本方当归、川芎、丹参、丹皮、没药活血祛瘀，兼以止痛。阿胶、艾叶、三七均能止血，而三七又能祛瘀止痛，配以乌贼骨、龙骨、牡蛎等收涩品，更加强了止血效果。全方祛瘀止崩，兼能镇

痛，故可治疗瘀滞崩漏证。

小蓟饮子方解

《济生方》

[组成] 生地黄24g，小蓟根15g，滑石15g，通草6g，炒蒲黄9g，淡竹叶6g，藕节12g，当归9g，山栀6g，炙甘草3g。

[用法] 水煎服。日2次。

[功用] 凉血止血，化瘀通淋。

[主治] 下焦热结，血淋。

[方解] 本方是治疗血淋的常用方剂。血淋多因热结下焦，迫血渗于尿中所致。方中小蓟、藕节凉血止血。蒲黄祛瘀止血，又用当归补血和血、引血归经。滑石、竹叶、通草利尿通淋，导热外出。栀子清泻三焦之火，引热下行。生地凉血养阴，利尿而不伤阴。甘草调和诸药，使利而不致太过。故全方可用治血淋证。

【附记】本方治淋以急证、实证为宜，若血淋日久正虚，则宜辅以扶正之法。我运用本方治疗血淋、血尿证，一般还加入琥珀、牛膝、旱莲草等，可获良效。

十一、开窍活血法

指以通阳开窍或清心开窍而兼活血化瘀的一种治法，前者适用于瘀阻头面诸窍而致的头痛昏晕、脱发、面色青紫、解颅、脑震荡后遗症等，方如通窍活血汤；后者适用于热病内陷心包，邪热煎血成瘀，阻塞清窍所致的躯体灼热、神昏谵语或昏愦不语、唇爪青紫等证，代表方剂如犀珀至宝丹、犀地清络饮等。具有开窍活血作用的药物如：麝香、冰片、郁金、菖蒲等。

通窍活血汤方解

《医林改错》

[组成] 赤芍9g，川芎9g，桃仁9g，红花9g，老葱3根，鲜姜3片，

29

红枣7枚，麝香0.2g（冲服）。

[用法] 黄酒60g，与水同煎，日2~3次分服。

[功用] 活血通窍，行瘀疏络。

[主治] 血行不畅，瘀滞内停于头面、上部的血瘀证，以及妇女干血痨等。舌质紫黯，脉涩。

[方解] 瘀血内阻，经络不通，瘀阻头面而致头痛、昏晕、耳聋、脱发等证。方用赤芍、川芎、桃仁、红花活血消瘀；麝香开通诸窍，活血通络；姜枣调和营卫；老葱通阳入络；黄酒温经活血以行药力。使瘀化窍通，诸症息除。

【附记】本方为活血通窍的常用方剂，方中赤芍、川芎、桃仁、红花活血化瘀为主药，加上麝香的通窜，其活血祛瘀之力更强，长于通窍活血。临床上可用治久聋、酒糟鼻、紫斑症、顽固性头痛、偏头痛及内伤瘀积等属于血行障碍引起的慢性疾患，并可用治肌肤甲错，两目暗黑的干血痨证。我根据中医"血不利则为水"的学说，以及该方治疗头面诸疾的特点用此方稍事加减治疗小儿脑积水症，亦取得了显著效果。

方中麝香药源不足，价格昂贵，一般疾患有用白芷、冰片、石菖蒲代用的。另外黄酒用量，由于产地不同，浓度有异，加之体质强弱，以及患者平素嗜酒与否之差，故临床尚需灵活掌握。

犀地清络饮方解
《通俗伤寒论》

[组成] 犀角汁四匙（冲），粉丹皮9g，青连翘9g，淡竹沥12g，生地24g，赤芍9g，桃仁9g，生姜汁二滴（冲）。

[用法] 先用鲜茅根一两，灯芯五根，煎汤代水，煮上药，鲜石菖蒲汁两匙冲服。犀角应以水牛角代。

[功用] 清营泄热，开窍通瘀。

[主治] 热闭心包，血络瘀滞，证见发热夜甚，神昏谵语，漱水不欲咽，舌绛无苔，望之若干，扪之尚润，或紫晦而润等。

[方解] 本证为热炽营中，治当清营泄热，但兼邪闭心包，则应合以

清心开窍，且血络瘀滞，又必兼以活血通瘀。故用犀角、生地清热凉血，兼以解毒，配赤芍、丹皮活血祛瘀，更加桃仁、茅根活血凉营，连翘、灯芯清心泄热，佐用菖蒲、竹沥、姜汁以涤痰开窍。共奏清泄包络瘀热之效。

十二、温阳化瘀法

指回阳救逆兼活血化瘀的一种治法，适用于急病暴病或因素体正虚，邪气太盛，或汗下太过，阴液骤损，而导致亡阳、气脱、血瘀等特殊变化者。证见神识恍惚，气短息促，四肢厥逆，冷汗淋漓，唇爪青紫，脉微细欲绝等症。宜速投活血化瘀配合回阳救逆之品，方如王清任的救急回阳汤。药如人参、附子、肉桂、干姜、龙骨、牡蛎等。

急救回阳汤方解

《医林改错》

[组成] 党参24g，附片9g，干姜10g，白术12g，甘草9g，桃仁9g，红花9g。

[用法] 水煎服。日2次。

[功用] 回阳救逆，温通气血。

[主治] 外感温病，或内伤杂病因失治误治，导致亡阳、气脱致瘀，证见神识恍惚，气短息促，四肢厥逆，冷汗淋漓，唇爪青紫，脉微欲绝等症。

[方解] 急救回阳汤是回阳救逆与活血化瘀法则的结合运用。方中用大量的党参、附片、干姜、甘草回阳救逆，白术健脾补中，以助回阳之力，因阳气暴脱，血随之而瘀，故佐桃仁、红花以通气血之路，则更易回阳。

【附记】此方是为阳气骤脱而设的应急之法，因病情重，病势危，临证时应酌情配用作用迅速的针剂，如参附注射液、人参注射液、生脉注射液、枳实注射液、丹参注射液等积极进行抢救。另外，本方为应急而设，使用时必须适可而止，一旦阳回脱止，即应根据具体情况辨证施治。

以上仅是一些常用例证，但在实际临证时，病情往往虚实混杂，寒热并见，急缓交错，这就需要详加辨析病机，分清主次症候。同时还要针对各种瘀证的特异性，变通以上所述的常用治法。通常达变，不拘泥一点，使药证丝丝入扣，步步合拍，以促早日康复。由于患病部位不同，选方用药也应有所选择：如在头部的疾患，像较严重的脱发、脑积水、脑部占位性疾患及一些顽固的头痛、面痛等，则用"开窍活血法"的通窍活血汤之类；在胸部的如心绞痛、厥心痛、胸痹，则用宽胸祛瘀法的"冠心Ⅱ号"、栝楼薤白白酒汤之类；如在胁肋部的肝脾肿大，肝胃气痛等症，则用行气活血法的血府逐瘀汤、膈下逐瘀汤之类；如在下部的像下元虚寒之痛经、宫寒不孕等症，则用"温经活血法"之"少腹逐瘀汤"之类。其他如半身不遂用"益气活血法"之"补阳还五汤"之类；血尿、低热用"养阴活血法"之"六味地黄汤合桃红四物汤"之类；疖肿、肠痈用"清热活血法"之"黄连解毒汤"合"大黄牡丹皮汤"之类等等。总之，我临床多以丹参桃红四物汤《经验方》为基本方加减。头部注意用川芎、白芷；胁肋多用郁金、延胡索、香附、赤芍；上肢用桂枝；下肢用川牛膝。病久体弱重用黄芪、当归、鸡血藤；血热有瘀多加丹皮、紫草；积聚包块多加三棱、莪术；证情顽固考虑加入虫类药物；神志方面多加琥珀之类；妇科及水肿则加入益母草之类；骨伤加苏木、川断、自然铜等；出血、疼痛明显者加三七之类；血压高或伴有食欲不振或防止腻胃等则用山楂、鸡内金之类；任何瘀血证，都可考虑加入丹参，但本药用量过大可引起便溏，不可不加以注意。

另外，除内治法外，还可以配合有助于活血化瘀的外治法。如治疗多种气滞血瘀偏寒盛的疼痛，特别是胁下痛或兼有食积的胃脘痛及腹泻，不仅内服药物，并可局部贴敷伤湿止痛膏（或撒七厘散），往往收到良好的散瘀止痛效果；治疗脱骨疽等，除内服药物外，还应配合针刺、药洗、艾灸；治疗肝脾肿大，内服药配合外贴阿魏化痞膏及注射丹参注射液等。这些针药并进，内外合治，有助于气血通畅，从而提高疗效。

活血化瘀药物虽有较为明显的止痛、镇静、疏通经络、破瘀散结、祛瘀生新、解毒消肿、活血祛邪等作用，从而达到改善血液循环、调整机体功能，但久用过用这类方药也能出现伤正耗血现象，不可不加以注意，故必须辨证施治。如果真正有瘀，就是经行期间亦可应用。如诊治几位患者在行经期间服用活血化瘀之品后，不但经量未增加，反而色、量、时间较前正常。这正是"邪去正安"、"有故无殒"之义。

临床医案选录

临床上，我对于辨证确系有瘀血存在或兼有瘀血的内、儿、妇、外、五官科的多种病证，试用活血化瘀法，或兼用活血化瘀法给予治疗，皆不同程度收到了较为满意的疗效。但病例是个别的，经验是点滴的，体会是肤浅的，还不能说明规律性的问题，并且也常遇到一些无效或失败的病例。如有的瘀血证临床诊断证据确凿，用药方法无误，但仍欠显效。如本院学员高某原有肝郁，1978年初秋患急黄证（急性黄疸性肝炎），突然神识昏蒙、谵妄、全身出现黄疸，面色青滞、舌紫、舌底瘀点显见，皮肤散见瘀斑，其瘀血指征明显。除用西药外，中药主要使用千金犀角散加减，以清热解毒、凉血化瘀，并静注丹参注射液等，虽中途患者一度神志清醒，症状有所减轻，但最终仍病情反复而死亡。

另外，我体会到，活血化瘀法虽然有"疏其气血，令其条达"，改善血液循环，调整脏腑功能的作用，但有些辨证立法虽正确，而因患者体质特异等原因而出现了不同的副作用。如一心绞痛患者，其病情反复发作，屡治不效，舌黯唇紫，胸闷气短，血压偏高，脉搏弦硬。此瘀血症状显然，故以冠心二号、栝楼薤白汤等化裁施治，但若加入三七则就头痛、恶心、眩晕不舒，往往延续6~7小时方能缓解。有些一用丹参、桃仁则便溏、腹痛等。

再则，对于一些老大难病症，如癌肿、心肌梗死，一些脑积水、肝硬化、红斑狼疮、流行性出血热等患者，虽诊查时可见明显的疼痛、包块、瘀斑、瘀点、舌紫黯等瘀血见证，仍施治于活血化瘀法，而仅取小效，或者无效，甚至恶变死亡。

从以上教训说明，临床上决不能见病皆认为有瘀，滥用活血化瘀之法；也不能见瘀径徒攻瘀，忽视它法兼治，而必须辨证施治，有的放矢，适度为要，因人、因时、因地制宜。这也说明，活血化瘀，并非万能之法，其运用虽属广泛而亦有所局限。这些问题除必须注意外，还有待于今后进一步研究、探讨、总结、提高，发现其内在的规律性的东西。在此，仅将多年来临床上所积累的部分有效或显效的医案，略加整理并结合个人体会介绍于下。

头 痛（一）

程某，女，42 岁。兴平某职工医院医生。

初诊（1975 年 5 月）：头痛十余年，多在两太阳穴附近，发作无定时，多因情志不遂，或劳累过度而诱发，痛时难以支持，往往使用止痛镇静药或针刺渐以缓解。平素伴有胸闷气短，有时胸痛，睡眠不好，食欲不佳。心电图示：完全性右束支传导阻滞。舌体红黯有瘀斑，口唇发紫，面色青滞，脉象沉细而涩。

[辨证] 久痛入络，气滞血瘀。

[治法] 活血化瘀，通络止痛。

[方药] 生地 10g，赤芍 10g，川芎 12g，当归 10g，桃仁 10g，红花 10g，丹参 15g，白芷 10g，栝楼 15g，薤白 10g，川牛膝 10g，僵蚕 10g，三七 3g（冲服）。

[服法] 每日 1 剂，一日 2～3 次。水煎服。

上方稍事加减，共服 25 剂，并配合针灸，经月余治疗，头痛消除，其他症明显好转，心电图已告正常。

1976 年 2 月 29 日随访，近一年来一切正常。近日遇情志不畅，过于劳累，头则有些昏痛，其他无明显表现，故仍用疏肝解郁，行瘀活血兼加益肾之品，以巩固疗效。

【附记】此例头痛顽固且剧烈，根据"痛则不通"之理论为指导，治以活血化瘀，通络止痛，针药并进，不仅头痛除，胸闷气短等症亦随之减轻，此即古人所说的"通则不痛"之理，故《金匮翼》云："治头风久痛，须加芎归、红花少许，非独治风，兼治血止痛也"。

头 痛（二）

王某，女，31 岁。国棉某厂工人。

初诊（1977 年 12 月 10 日）：两月前自感头痛头晕，而后渐重，自觉头内有跳动感，头痛如被拳、棒所击，时而痛甚，乃至仆倒晕厥。并伴恶心，气短，胸闷，昏视，骨节烦痛，彻夜难眠，指、趾小关节肿胀，下颌淋巴结肿大（如核桃大），触痛，经用镇痛、抗风湿等药效不显著。诊面黄肌瘦，舌紫黯，脉沉涩。

［辨证］肝肾不足，瘀血内阻。

［治法］清宣头目，滋补肝肾，活血化瘀。

［方药］菊花15g，葛根12g，薄荷6g，女贞子12g，磁石30g（先煎）。生地12g，覆盆子12g，丹参15g，赤芍9g，川芎9g，僵蚕9g，山楂15g。

［服法］每日1剂，一日2~3次。

复诊：（1978年2月26日）：上方共服12剂即大效，除指、趾关节仍有肿痛外，头已不痛，晕厥未作，睡眠尚佳，视物清晰，颌下淋巴结肿痛消失，体重增加。继上方略增祛瘀、除风、益肾之品，以主治关节痹痛。

【附记】头为诸阳之会，又为髓海所在，三阳经脉均循头面，而厥阴肝经又与督脉会于巅顶，五脏六腑之阴精阳气，皆上奉于头，故经络脏腑病变，皆能导致头痛。而头痛之因，不外乎外感与内伤两端，临证须首辨分明，方能施治无误。是案发病两月，未见形寒身热之象，而现头痛如掣，胸闷昏视，舌紫黯、脉细涩之证，似属内伤头痛。其系肝肾不足，髓海失养，由此而致肝阳上亢，气机逆乱，血瘀络阻，继而头痛、胸闷、气短、晕厥诸证遂作。故治宜滋养肝肾以治本，潜阳化瘀以治标，标本兼治，终使头痛蠲除，余证亦消失。

头 冷 痛

赵某，女，42岁，神木县。

初诊（1980年1月18日）：头冷痛历时5年，久治不愈。痛则心烦不安，恶心欲呕。平时睡眠欠佳，腰痛膝软，畏寒足冷。舌质暗淡、苔白腻，脉沉细弱。

［辨证］阳虚血亏，瘀阻不行，痰浊内聚，清阳不升。

［治法］温肾扶阳，活血化瘀，理气化痰，通络止痛。

［方药］鹿茸3g（冲服），狗脊10g，巴戟10g，鸡血藤30g，当归

10g，白芍 12g，桂枝 6g，丹参 30g，川芎 12g，磁石 30g（先煎），姜半夏 10g，砂仁 6g，郁金 12g，广木香 6g，蔓荆子 10g。

[服法] 每日 1 剂，每剂 2 次。水煎服。

上方服用 5 剂，头冷痛则大为减轻，舌已转红，脉沉渐起，但觉稍热，故于上方去鹿茸、木香、鸡血藤加菊花 15g、寄生 12g、天麻 12g，嘱继续服用。同年 10 月上旬由原地来咸阳时随访，头痛已基本痊愈。

【附记】头为诸阳之会，冷痛为阳气不达巅顶。然舌质黯、苔白腻，瘀痰交结之症显然。综合分析，头痛良由素体阳虚血少，渐致湿聚血凝，清阳不升，浊阴不降，脉络阻滞，不通则痛。且瘀痰阻遏，更伤阳气，从而阳虚、瘀痰互为因果，故头痛日重，久治不愈。今从温肾扶阳、补血养血、活血化瘀、祛痰降浊着手，扶正祛邪，攻补兼施，以使真阳得复，瘀祛湿降，血脉通利，清升浊降而头痛渐愈。

面　痛

怡某，男，38 岁。某市局干部。

初诊（1979 年 2 月 10 日）：半年前因情志不遂，加之工作劳累，夜不入寐，数日后右侧头面部阵发性剧烈疼痛，伴见周身汗出，心慌，右眼流泪，右鼻孔流清涕，每次持续 15～30 分钟，其痛可骤停。每因进食、洗脸等可诱发，一日发作 3～4 次。曾用针刺、西药治疗，开始尚有效果，而后亦不能制止，故找中医诊治。诊见：舌黯，脉弦硬，面色略青滞。

[辨证] 阳明经脉郁滞，气血凝涩不行。

[治法] 疏经活络，畅行气血。

[方药]（仿通窍活血汤之义处方）桃仁 10g，红花 10g，川芎 15g，赤芍 12g，麝香 0.1g（冲服），白芷 12g，僵蚕 12g，蜂房 12g，丹参 15g，菊花 15g，谷精草 15g，延胡索 10g（同时自服谷维素、维生素 B_1 片）。

[服法] 每日 1 剂，每剂 2 次。水煎服。

复诊（同年 3 月 14 日）：上方服 9 剂后，头面痛止，至今未发，夜寐亦安，现觉时头胀、心慌气短、胸闷不舒，食纳不佳，脉较前为软，舌仍黯。此宜继续宣畅脉络，养心安神，以善其后。

[方药] 栝楼 15g，薤白 10g，川芎 12g，丹参 30g，赤芍 12g，白芷 10g，山楂 15g，鸡血藤 30g，炒枣仁 15g，夜交藤 30g，合欢花 15g，玉竹 12g。服 5 剂。并肌内注射丹参注射液，每日 2 次，每次 2ml。病愈停药。1980 年 2 月 28 日随访，病已痊愈，再未复发，身体亦较前好。

【附记】本例头面部疼痛之势剧烈，乃由情志不遂，郁而化火。夜不入寐，阴血暗耗，风阳挟瘀上扰，导致头面部疼痛时作。故选用丹参、川芎、桃仁、麝香、白芷等，疏气活血而通络。配菊花、谷精草、蜂房、僵蚕以清熄风阳而止痛。复诊时痛势虽缓，但阴血暗耗，心失所养之症仍存，故再用栝楼、薤白、丹参、川芎等宣畅气机，活血通络之基础上，酌情重用鸡血藤、夜交藤、炒枣仁、合欢花、玉竹等，以滋补阴血，养心安神而善其后。

胸　痛（一）

黄某，女，42 岁，陕西纺织器材厂干部。

初诊（1975 年 3 月 22 日）：患者不明原因胸痛十月余，伴有两肩痛，每于午后甚觉疲劳，两下肢特感沉重无力，有时喉部有阻塞感，易烦躁，胁下及腹部发胀，排气多，颜面及下肢微肿，饮食减少，但无咳嗽盗汗、低热、出血等症，脉象沉细而涩，舌质淡黯，苔中厚白。肝功能及谷丙转氨酶检查正常，肝脾未触及，胸部拍片未见异常，血沉 2mm/h，白细胞 3000 个/mm^3，红细胞计数在 296 ～ 356 万/mm^3 之间，血小板在 10.5 ～ 14.7 万/mm^3 之间。

[辨证] 中气不足，肝胃不和，气虚血瘀。

[治法] 补中益气，调和肝胃，行血化瘀。

[方药] 黄芪 15g，党参 9g，白术 9g，茯苓 12g，甘草 3g，赤芍 9g，枳壳 9g，陈皮 9g，神曲 9g，香附 9g，丹参 30g，焦楂 15g，鸡血藤 30g。

[服法] 每日 1 剂，一日 2 次。水煎服。

上方连服 20 剂，以上主症全部消失，体重增加，精神好转，仅觉右臂麻痛。4 月 22 日查血：白细胞 9500 个/mm^3，红细胞 395 万/mm^3，血小板 12.5 万/mm^3，仍宗上法稍事加减以巩固疗效，至今一切情况良好。

【附记】本例以胸痛、伴有两肩痛为其主诉（西医曾诊断为白细胞减少症）。"痛则不通，通则不痛"，其证应属经脉瘀阻不畅。但细审之，其午后甚觉疲乏，下肢沉重，纳呆，脉象沉细而涩，舌质淡黯。综观其血瘀之证已现，气虚血运无力，加之中气不足，脾虚胃弱，肝木乘之，故气机不舒，诸证随之而作。治宜重在补中益气，行血化瘀，兼以调理肝胃，用四君子汤加黄芪补中益气，气足则促血行；赤芍、丹参、鸡血藤活血化瘀，佐以枳壳、陈皮、香附等舒畅气机，调理肝胃，又助血行。用药贵在灵活，不宜呆滞。因患者无明显中气下陷症状，故补中益气汤中主为升提之柴胡、升麻舍之不用，虽柴胡有舒肝作用，易以香附等品更合拍于此症。鸡血藤具有活血补血之功，据报道治白细胞减少症亦有独到之处，故重用至30g。

胸　痛（二）

董某，男，29岁，咸阳市马泉公社某队社员。

初诊（1974年12月6日）：左胸部阵发性针刺样疼痛三年余，近日加重。平时并伴有气短，胃脘痛，右上下肢麻木，头晕耳鸣，心悸怔忡，食差，动则汗出，易出荨麻疹。舌黯红，苔白，脉虚弦，经各种治疗效不显著。胸透：心肺未见异常；心电图正常；胆固醇总量：400g%；血压：110/70mmHg。

[辨证] 气血双虚，兼有瘀滞。因其劳挣伤气，络道被阻。

[治法] 益气养血，活血化瘀。

[方药] 黄芪15g，当归9g，丹参15g，赤芍9g，香附9g，党参9g，熟地9g，木香9g，柴胡9g，首乌15g，桂枝6g，甘草6g。

[服法] 每日1剂，一日3次。水煎服。

复诊（12月13日）：上方服6剂，胸痛、麻木、耳鸣、气短、汗多均明显减轻，荨麻疹未出，但腰部右侧微痛而胀，小便频数，有时滑精，脉舌同前，仍用上方去木香，加寄生15g，郁金12g。

三诊（12月20日）：上方服3剂，胸已不痛，耳已不鸣，饮食较前增加，但仍有点怕冷，并吐酸水，小便多，睡眠较差，脉沉略弦，舌尖略红，苔薄白，仍用上方去柴胡，加生龙骨 15g（先煎）。

四诊（12 月 27 日）：上方服 3 剂，诸证减轻，仍宗上法略予调理，日后停药，已能正常参加各种农业劳动。1975 年 10 月 8 日复查，主证已去，唯觉腰右侧困痛，脉缓，舌正常，血压 120/80mmHg，胆固醇 280g%，再服益肾养血，兼除瘀阻之品以扫余邪。1977 年 7 月 6 日随访，一年多来一切正常。近一月来右胁下稍胀并伴胃痛，怀疑肝炎，经查肝功、谷丙转氨酶正常，并查胆固醇为 106g%。

【附记】患者主诉胸痛，并伴气短心慌，胃脘痛，肢体麻木，纳差，动则汗出，易出荨麻疹。诊见舌黯红苔薄，脉虚弦。究其原因，乃挣力伤气，络道被阻，又有恐则伤肾病史，故诊为气血双虚，兼有瘀滞之证。始用益气养血，活血化瘀之法，服 6 剂诸症均减，但又见腰微胀痛，尿频，时有滑精等肾经症候较著，故仍宗上法，并加寄生、龙骨以固肾强本。此案病情较杂，但守法裁方，随证加减，仍获痊愈。

风湿性心脏病

风湿性心脏病主要由于感染溶血性链球菌以后，继发慢性心脏瓣膜病变，引起二尖瓣狭窄等严重病变，临床并不少见。由于心脏发生器质性改变，单靠药力不能根治，但用中医药非手术治疗，有时可以改善临床症状，提高机体抵抗力，减轻病患者痛苦，值得研究。

病案：赵某，女，16 岁，西安市某中学学生。

1993 年 1 月 10 日初诊：主诉：胸闷，心慌，心前区刺痛，低热，全身关节疼痛，头晕，月经量多。5 个月前在西安某医大住院，确诊为"风心病"、"二尖瓣狭窄合并关闭不全"。舌尖红，苔白，脉细数。

[辨证] 胸阳不振，气滞血瘀，兼有瘀热。

[治法] 宽胸理气，清热化瘀。

[方药] 栝楼 15g，薤白 10g，丹参 15g，炙甘草 6g，苦参 10g，桂枝 10g，葛根 10g，川芎 10g，赤芍 10g，当归 10g，三七 3g（冲服），生山楂 15g，6 付，水煎服，每日 1 剂。

1993 年 2 月 13 日二诊：左胸偶有刺痛，肩关节疼痛，有时头晕，心悸，舌尖红，苔白脉细数。仍用上方去葛根加姜黄10g、玉竹12g，6付。

1993年3月6日，病史症状同前。处方：桃仁10g，红花10g，当归12g，生地12g，赤芍10g，川芎10g，丹参15g，栝楼15g，薤白10g，益母草15g，生山楂15g，三七2g（冲服），桑寄生15g，6付。

1993年3月27日，胸闷心慌有所减轻，经常感冒，咽喉肿痛，动则汗出，脉细数，舌红苔黄。仍以上方为主，加太子参15g，麦冬10g，五味子10g。

1993年4月29日，自服药后心慌心悸大减，精神好转。今日又拍胸片，与前2月前所拍胸片对照，心界明显缩小，患者信心大增。继用上方至6月26日，再诊时，心脏已无不适，有时关节疼痛，因纳呆、胃胀求治，病已临床治愈。

【按】风湿性心脏病、二尖瓣狭窄合并关闭不全，是中西医公认的难治病。对此类疾病，有不少以补心养心、活血化瘀、养阴益气等法治疗获效的报道。此病初用宽胸理气、清热化瘀法治疗，以扩展胸中气机，清化心中郁热，再以桃红四物汤养血化瘀，化痰利水，消散水瘀互结，终用生脉散益气养阴，合桃红四物汤养血活血，终获较好疗效。始终坚持养血化瘀，并根据证情变化，分阶段分层次施治，不随便更改主方主法，故能改善症状，取得良好的临床疗效。

胃 脘 痛

胡某，男，30岁，兴平某厂工人。

初诊（1974年6月28日）：胃脘部疼痛已多年，疼痛加重如针刺感已四月余。饮后痛甚出汗，口干心烦，少腹及两胁胀痛，恶寒，痛则喜温喜按，舌质黯红有齿印，苔白中间微黑不燥，口唇发紫，脉弦细。经服中西止痛药不效，后服附子理中丸有效，但仍隐痛。

[辨证] 肝气横逆，伤及脾胃，肝胃不和，气滞血瘀。

[治法] 行气活血，和胃止痛。

[方药] 当归尾12g，赤芍12g，川芎9g，丹参15g，川楝子9g，陈皮9g，木香9g，香附9g，白术9g，五灵脂9g，生姜3片，大枣4枚。

［服法］水煎服。每日1剂，一剂2次。

复诊（7月1日）：上药服3剂，胃痛大减，已不恶寒，口唇青紫稍退，但饮食尚差，脉舌较前好转，于上方去川芎，加麦芽9g，再服三剂痛止，故嘱其服保和丸两盒以开胃和脾。

【附记】本例是肝胃气疼，其所以运用活血化瘀之法，因其脘痛如针刺，连及少腹两胁胀痛，舌质黯红，口唇青紫，皆是肝胃不和，气滞血瘀的表现。此案肝气横逆，伤及脾胃，中气亦亏，故是实中挟有虚象（伴见恶寒，脘痛喜温喜按）。治疗重在行气活血，兼予和胃理脾之品（如姜、枣、白术、麦芽等）。临证细审主次矛盾，方药随之应变，主次分明，药证才能合拍，药投病机，诸症悉除。

胃脘痛兼梅核气

隋某，女，40岁，工人。

初诊（1978年7月30日）：胃脘痛时作3年，常因受冷、生气而诱发，并伴有呃逆，咽中似有物阻，吐之不出，咽之不下，腰疼，月经量少，色紫黑。望其面色青黄，唇龈青紫，舌黯有瘀斑，舌尖有瘀点。切其六脉沉弦。病系胃脘痛兼梅核气。

［辨证］肝胃不和，瘀血内阻。

［治法］疏肝和胃，活血化瘀。

［方药］五灵脂10g，延胡索10g，赤芍10g，三棱10g，柴胡10g，香附10g，桂枝10g，枳壳10g，木香6g，山楂10g，甘草3g。

［用法］每日1剂，每剂2次，水煎服。并肌内注射丹参注射液（每日两支4ml），胃脘部贴伤湿止痛膏。

上方加减服药15剂后，患者胃痛已止，咽喉已利，面色转正常，舌质红润，瘀斑瘀点消失，六脉和缓，服药期间，曾来月经，量及色均较前为好，自觉症状明显改善。

【附记】本例肝气抑郁不舒，横犯于胃，则胃痛时作；气结血瘀，经脉不利，气机不畅，则腰痛、呃逆、咽中不适如有阻感。故治以柴胡、香附、枳壳等疏肝解郁；灵脂、延胡索、三棱、赤芍等活血化瘀，佐桂枝通阳；白术、山楂健脾和胃，共奏全功。

此案从疏肝和胃，活血化瘀以治胃痛着手，而梅核气也随之而愈。分析此证形成，似由肝肺气郁，脉络凝滞而成血瘀，从而梅核气乃作。此案破常规不取半夏厚朴、四七汤等疏肝宣肺化痰之法，而从疏肝理气，行瘀活血而获效。从而启发我们，梅核气并不完全限于"痰气相结"之说，而肝失疏泄，瘀血内留，当对久治无效之梅核气尚可考虑，故《类证治裁》有"七情内起之郁，始而伤气，继必及血"之谓。

积　聚

阎某，男，21岁，内蒙石油普查某队工人。

初诊（1978年12月2日）：患者一年来胃脘部经常胀痛，初起并未介意，1978年3月份因便血在当地某医院按消化道溃疡出血治疗，尔后便血止，但胃脘仍痛，并摸到儿拳大小包块，纳差食减，每天进食约6两，且消瘦身痛，日益加重，故转回内地治疗。同年11月份又吐咖啡色物两次（每次约300ml），在某医院仍按消化道溃疡出血治疗（当时查红细胞300万/立方毫米，血色素8g，白细胞118 00/立方毫米），血虽止，但胃痛仍不减，遂转某医院诊治，按其消瘦形态，摸其坚硬包块，观其反复出血，问其疼痛不止等疑为胃癌，劝其手术治疗。家属不欲手术，故转中医试治。诊见患者面黄肌瘦，气短懒言，胃脘部有拳头大小一质硬包块，按之作痛，舌胖苔白，舌下瘀丝较多，脉沉涩。眼睑、甲色淡白，面目稍浮肿，经详细追问病史，才知患者于病前（1977年10月份下乡时），一次曾大量吞食小软柿子约25个，当时未有异常感觉，以后逐渐胃疼。后经再次钡透检查，报告为"胃柿石症"。故治用：①黑木耳30g，温水泡软去杂质加入适量蜂蜜，吃生木耳喝蜂蜜水。②胃脘部（包块处）外贴伤湿止痛膏。③每日肌内注射2支丹参注射液。

复诊（12月11日）：上法治疗4天后，拉下一如鹅蛋大外坚内软粪块，剥开后为黏胶状柿色物。拉后精神较前轻爽，饮食增多，胃脘硬块已无，胃疼已止。脉沉细，舌略红，舌下瘀丝全无。故再用上方半月以后，上述症状全无。钡剂透视，未发现异常。唯觉乏力、汗多，舌稍淡，脉沉。

[辨证] 病后亏损，气血双虚，中气不调。

[治法] 补益气血，健脾和胃。

[方药] 炙黄芪30g，当归10g，白术10g，焦楂15g，肉苁蓉15g，党参10g，延胡索10g，何首乌30g，麦芽15g，炙甘草6g，浮小麦30g。

[服法] 每日1剂，每剂2次。水煎服。

于1979年2月底痊愈，返回内蒙工作岗位，至今情况良好。

【附记】胃柿石属中医"积聚"范畴，乃因过食柿子，积聚为患，中气被阻，脾胃受损，故治宜消积和胃，辛开行滞。过去用木耳、蜂蜜治疗误吞金属有效，后用来试治胃柿石多例，用它方虽有效而未痊愈，用此方均告痊愈。说明此方有滋养润燥，健中和血，消食散结，行滞化坚之功，再用具有辛香走窜，活血止痛之伤湿止痛膏、丹参注射液分别外贴和肌内注射，更具有消散之力。

胁　痛

张某，男，45岁，教员。

初诊（1979年1月12日）：从1974年以来始觉口苦，胁痛，饮食减少，腹胀，气短，小便黄，脉弦数。经查肝功：谷丙转氨酶400单位以上，其余正常。肝肋下可触及1.5cm，压之稍痛，遂用疏肝理气，活血化瘀之品治疗，诸症有所改善，但转氨酶时有增高，仍坚持工作。1979年元月初又觉口苦眼涩，心烦急躁，胸闷气短，右胁胀痛，矢气频作，饮食减少，疲乏无力，小便黄浊，大便不爽，舌红黯，口唇紫，脉弦硬。经查肝功，转氨酶200单位，碱性磷酸酶9单位，余无异常发现。

[辨证] 肝胆郁热，气滞血瘀。

[治法] 疏肝利胆，理气活血。

[方药] 内服山丹糖浆（内含山楂、丹参、郁金或姜黄、决明子、红白萝卜汁等）。

[服法] 每日2次。每次50ml。并每日肌内注射丹参注射液2支。

未服它药，治疗两周后，唯口唇紫，脉弦硬稍有改善外，其他自觉症状全除。1月25日复查肝功，转氨酶降至正常，碱性磷酸酶下降为1.5单位。

【附记】慢性肝炎一病，一般属于祖国医学之"郁证"，"胁痛"，甚或"癥瘕"等范畴。多因肝气郁结或气郁化火所致，宜采用疏肝解郁理气之柴胡疏肝散，或丹栀逍遥散等加减调治。但郁久气滞，血行受阻，故必须重用行气活血或软坚散结之品方能显效。山丹糖浆系我们自拟处方，具有疏利肝胆，活血化瘀，调和胃肠的作用，曾试治50余例具有上述典型症状之急慢性肝炎或单项转氨酶增高的患者，均有改善症状，改善肝功，降酶等近期疗效，如何进一步巩固提高疗效，有待继续观察。

脊背痛

马某，女，24岁，干部。

初诊（1974年11月28日）：患者一年前因感受风寒后，始觉背部疼痛，遇冷加重，初起疼痛不定，渐而固定于第五胸椎左右，且疼痛加剧，曾经针灸、理疗、药物等治疗而效不显著。平素心慌气短，倦怠无力，周身发冷，体质瘦弱，小腹发凉，极易感冒。月经量少色黑挟有瘀块。舌淡青黯有齿印，脉沉细弱。

[辨证]素体阳虚，督脉失于温煦，外寒入里，与内寒相结，凝涩气血，瘀阻经脉。

[治法]温通督脉，活血祛瘀。

[方药]制附片9g，桂枝9g，狗脊12g，川芎9g，独活9g，秦艽9g，鸡血藤30g，丹参30g，当归9g，牛膝12g，良姜9g，炙甘草6g。6剂。

[服法]每日1剂，每剂两次。开水煎服。

复诊（12月28日）：经服上药，背已不痛，腹已不凉，自觉身暖肢温，脉较前有力，舌质已不青黯但仍有齿印，上方去良姜，加桑寄生15g，再服数剂，疼痛消除，体力增强，月经调和而告痊愈。

【附记】此背疼乃阳虚血瘀所致。因肾阳素虚，督脉失温，阴寒内生，复加外寒，两寒相得，更伤真阳，又阳虚失于鼓动温煦，气血本已不畅，加之寒凝血瘀，阻于督脉，故背痛不已。治用附子、桂枝、良姜、狗脊温阳以固督脉，川芎、当归、牛膝、丹参、鸡血藤活血以祛瘀阻，俾阳气充而瘀血去，经脉温而血流畅，通则不痛，故病告愈。

皮 痹

师某，男，55岁。兰州空军某部干部。

初诊（1980年1月24日）：患者春节探亲期间，突然感觉周身困痛不舒，食饮不好，微觉发冷发热，但体温如常。曾以感冒自服银翘解毒丸，某卫生所也予柴胡注射液、安痛定肌注等见效甚微。至第四日感冒症状不明显，而周身皮肤肌肉疼痛犹如针刺，穿衣、解手、触物即疼痛难忍，坐立不安，转侧亦难。诊见口唇略紫，舌暗苔白略腻，脉浮弦。

［辨证］风寒湿邪郁表，血络凝涩不通。

［治法］祛风散寒除湿，活血化瘀通络。

［方药］防风6g，葛根12g，秦艽10g，威灵仙10g，白芷9g，桂枝6g，当归10g，丹参15g，川芎10g，甘草3g，生姜三片，葱白三寸。

［服法］水煎服。上药3剂，两日内服完。

药汁未尽，即全身肌肉疼痛告愈。

【附记】此患者以周身肌肉疼痛如针刺为主症而就诊，参考病史可知此由风寒湿邪外袭，稽留肌表不解，以致营血阻滞，脉络不通，不通则痛。且肌表络瘀，营血不通，则风寒湿邪难以速祛，而风寒湿三气阻滞不去，则肌表络脉复加痹郁，以致风、寒、湿、瘀四因相搏而使小病酿成苦疾，故方拟防风、葛根、白芷、姜、葱宣散风寒；秦艽、灵仙、桂枝除湿通痹；当归、丹参、川芎活血化瘀，俾风邪疏而寒邪散，湿邪祛而瘀滞通，故3剂未尽，周身肌肉疼痛告愈。

此证用药虽属简单，但取效于解表化瘀之法却能开发人之心思。因前贤虽有益气解表、扶阳解表、滋阴解表、养血解表、理气解表诸法，而解表化瘀之说提及不多，今据此案可以设想，凡属表证兼瘀，于解表剂中略施化瘀之品，以期疏畅营卫，或可达到事半功倍之目的。是否妥当，有待临床进一步验证和商讨。

热 痹

韩某，男，24 岁，教师。

初诊（1978 年 1 月 20 日）：两月前双膝关节开始肿痛，并伴全身发冷、发热、出汗等，在某医院检查血沉为 110 毫米/小时，诊为"风湿性关节炎"。先后曾用抗生素、激素、抗风湿等西药及羚羊角、高丽参、龟板等贵重中药治疗，体温有所下降。但关节红肿疼痛未减，且波及肘、腕、指（趾）各关节，疼痛较甚，并见纳呆、盗汗。舌黯红有瘀点，脉沉弦数。

[辨证] 风湿热痹，脉络瘀阻，肝肾亏损。

[治法] 清化湿热，活血通络，兼益肝肾。

[方药] 苍术 9g，黄柏 9g，苡仁 24g，独活 9g，当归 9g，川芎 9g，丹参 15g，牛膝 9g，山楂 15g，巴戟天 9g，寄生 15g。

[服法] 每日 1 剂，每剂 2 次。

复诊（2 月 6 日）：上方连服 16 剂，热退汗止，各关节肿胀消退，唯膝关节遇风微痛，舌红略黯，脉细数。

[辨证] 风湿瘀结，余邪未清。

[治法] 遵上法加清解之品。

[方药] 苍术 9g，黄柏 9g，苡仁 24g，独活 9g，当归 9g，川芎 9g，生地 12g，寄生 15g，牛膝 12g，丹参 30g，山楂 15g，杜仲 15g，玄参 15g，甘草 6g。

[服法] 水煎服。每日 1 剂，连服 15 剂。

三诊（3 月 12 日）：近日外感风邪，体热复燃，右膝、踝关节又发肿胀热痛，纳少，口渴，咽痛，小便短赤；舌红绛，脉沉数。白虎桂枝汤加减，以清热通络，祛风胜湿。

[方药] 生石膏 60g（先煎），知母 12g，桂枝 9g，生地 12g，丹参 15g，桑寄生 15g，黄芩 9g，山楂 15g，麦芽 12g，神曲 9g，川牛膝 15g，甘草 6g。6 剂。水煎服，日 1 剂。

四诊（3 月 30 日）：上方调治 1 周，体热已退，但关节肿痛如前，遂兼除湿热，用活血通络之品。

[方药]豨莶草15g，当归9g，川芎9g，丹参15g，乌梢蛇9g，地龙9g，姜黄9g，黄柏6g，桑寄生15g，苍术9g，苡仁24g，独活9g，山楂15g。

再服14剂。水煎服，日1剂。

五诊（4月28日）：始服上药时自觉胃脘不适，6剂后反应减轻，关节肿痛消失，行走自如，唯觉乏力。用上方，去苍术加巴戟天9g以善其后。

同年9月随访，一切正常。

【附记】本例症见发热，关节肿痛较甚，脉沉弦数，诊为风湿之邪郁而化热，瘀阻血脉之热痹。因病已两月，兼致肝肾亏损，故治以清化湿热、活血通络，兼益肝肾而初见效果。三诊时因复感外邪，其与余邪相合，化热化火，使体热复燃，急投清热通络之剂，药后体热虽退，但关节肿痛不消，重用活血通络之品，方使瘀祛痹开而病告痊愈。

着　痹

王某，女，28岁，社员。

初诊（1978年2月3日）：去年9月因患间日疟，经治6天，寒热退净，复感外邪而觉头昏，微发寒热，手足指（趾）关节渐发肿胀作痛。经某医院按"风湿性关节炎"用针灸及中西药治疗数月疗效不显，病变逐渐波及全身各关节，疼痛加剧，身困乏力，生活难以自理，病后至今月经未行。诊见面黄肌瘦，脉沉、舌黯红苔白，舌下有十余个小米粒之紫黑瘀点。

[辨证]风寒湿邪乘虚侵袭，瘀阻脉络，发为着痹，损及肝肾。

[治法]除风散寒，祛瘀通络，兼益肝肾。

[方药]独活9g，细辛3g，威灵仙9g，乌梢蛇9g，丹参24g，红花9g，川芎9g，牛膝9g，生地9g，僵蚕9g，桑寄生15g，杜仲15g。续服10剂。

[服法]每日1剂，水煎2次。早晚分服。

复诊（3月17日）：经上方调治，月经已行，关节肿胀明显消退，疼痛大减，能下床走路，唯觉足跟仍痛。面色较前红润，舌面正常，舌下尚有数个瘀点，脉缓。再予上方10剂（去杜仲加女贞子15g），诸症告愈。同年9月随访，病未再发。

【附记】本例疟疾初愈，正气未复，复感外邪，风寒湿三气杂至，瘀阻脉络，着而为痹，并损及肝肾。治以独活、细辛、威灵仙祛风散寒胜湿，更加乌梢蛇、僵蚕入络搜风剔邪，且配丹参、红花、川芎等活血祛瘀通经，杜仲、桑寄生、生地、牛膝益肝肾强筋骨，诸药合用，共奏固本蠲邪之功。

此案于祛风散寒除湿化瘀剂中，配用乌梢蛇、僵蚕等搜剔络道之品。乃因痹由疟后继发，邪气直陷阴分络脉，血邪相结，胶固难解，气钝血滞，络脉凝涩，非一般风药所能胜任，必乌梢蛇、僵蚕等虫类药入络搜剔，方能奏效。我在临床中体会到，乌梢蛇等虫类药，功能入络搜邪，通脉解毒，与活血化瘀药配合应用，对于时间长，病情重，屡医无效之顽痹，有相得益彰之效。

行　痹

王某，女，67岁，家属。

初诊（1978年7月21日）：患者周身肢体关节游走性肿痛已两年，近来逐渐加剧，时而走窜上肢，时而流注腰腿，关节屈伸不利，疼痛难忍，肌肉时起肿块，但无定位，颈项强痛，纳差少食，性情急躁，大便干结。舌尖红有裂纹，舌下有瘀点，苔薄白，脉弦劲。

[辨证] 风寒湿邪侵入经络，阻碍血行，郁久化热，发为行痹。

[治法] 祛风除湿，活血通络，兼以清热。

[方药] 秦艽12g，威灵仙12g，苡仁24g，乳香10g，没药10g，赤芍10g，白茅根24g，川芎12g，丹参15g，山楂15g，连翘15g，大黄10g（后下）。

[服法] 每日1剂，水煎2次。早晚分服。

复诊（8月11日）：上方连服9剂，病愈。再用上方稍事加减3剂，以巩固疗效。

【附记】《罗氏会约医镜》说："经曰:'风寒湿三气杂至而为痹。'痹者,闭也,以血气为邪所闭,不得通行而为痛"。痹症虽与风寒湿邪有关,但治疗不可墨守祛风散寒、除湿通络之法,而应重视"因人制宜"。据患者平素性情急躁,大便干结,舌红有裂纹,脉象弦劲等症,知其乃阴亏有热之体。风寒湿邪一经侵入,则随阴亏而化热,形成风湿热瘀四因相搏之证。故以秦艽、威灵仙祛风通痹;苡仁、茅根渗利湿邪;大黄、连翘清泄邪热;丹参、乳香、没药、赤芍、川芎活血化瘀。从而使风散、湿利、热泄、瘀化而病告痊愈。

痛 痹（一）

杨某,女,37 岁。扶风县揉谷公社社员。

初诊（1977 年 4 月 17 日）:今年元月份起,左腕、右肩部先后作痛,自用白酒点燃擦熨患部暂效。至 2 月中旬突然右腿抽麻痛剧,不能转动屈伸,痛牵腰部,伴发冷发烧。在当地曾用针灸、中西药治疗身热稍退,但疼痛未减。诊见舌黯红,脉沉缓涩。

[辨证] 风寒湿邪为患,经脉瘀滞不通。

[治法] 蠲痹邪,和营卫,化瘀血,益肝肾。

[方药] 独活 9g,细辛 3g,柴胡 9g,黄芩 9g,桂枝 9g,甘草 9g,川牛膝 9g,制乳没各 9g,川芎 9g,桑寄生 15g,杜仲 15g。续服 3 剂。

[服法] 每日 1 剂,水煎 2 次,早晚分服。

3 剂后复诊,诸症减轻,寒热退尽,遂去柴胡、黄芩、加土鳖虫 9g、丹参 15g。服至 11 剂（并针灸、按摩各一次）,疼痛消失,行走自如,能正常参加生产劳动。1978 年 8 月随访,病无复发。

痛 痹（二）

王某,男,42 岁,职工。

初诊（1977 年 12 月 9 日）:患者三个月前曾住潮湿之室,渐感左侧腰腿疼痛，日趋加重，且左足背外侧痛麻发冷。经西医诊断为"坐骨神经痛"，迭经治疗无明显效果。诊见：坐骨神经压痛点（＋），抬腿试验：右腿70°，左腿45°。苔白，脉稍弦紧。

[辨证] 风寒湿邪，痹阻经络，气血受阻，发为痛痹。

[治法] 温经祛寒通痹，舒筋活络止痛。

[方药] 川乌 6g，草乌 6g，羌活 6g，独活 9g，全蝎 1.5g，木瓜 9g，当归 9g，川芎 9g，桂枝 9g，乳香 9g，台乌 6g。4 剂。

[服法] 以水加黄酒一两煎服。每日 1 剂，早晚分服。并嘱用药渣趁热外敷左脚。

复诊（1978 年元旦）：经用上方后，腰腿痛明显减轻，自觉患肢温热，行走便利，但左足背外侧仍有发冷感。苔薄白，脉弦稍缓。原方加川牛膝 9g，丹参 15g，再投 3 剂，煎法同前。春节随访，症状基本消失，临床治愈。

【附记】坐骨神经痛，似属祖国医学"痛痹"范畴。此证有偏寒、偏风、血瘀、气虚等不同类型，治当温经通痹并视其兼症灵活加减用药。疼痛剧烈，可选用没药、乳香、三七等；伴见寒热往来加柴胡、黄芩等；寒盛肢体发冷者选用附子、桂枝、二乌等；遇风痛重者加细辛、威灵仙等；寒凝血滞盛者，重用川芎、白芷、羌活、独活、丹参、当归、姜黄、赤芍；证情顽固，可加虫类药，如乌梢蛇等；偏气虚者，重用黄芪；恢复期可加巴戟、党参、桑寄生等。辨证论治，多获良效。如配用药渣敷洗痛处，或加用针灸、按摩等，疗效更著。本例以寒湿入络，凝涩气血为甚，寒则收引主痛，湿则黏着涩滞，故用川乌、草乌大辛大热配以活血、搜络、祛风、胜湿之品而取效。

类风湿关节炎

类风湿关节炎是一种原因未明的自身免疫性全身风湿病，多数起病缓慢，病理改变以关节滑膜炎症为主，关节炎多为对称性、多发性、反复发作性。此外还伴有低热、体重减轻、淋巴结肿大等全身症状。此病病程长，临床不易根治，属于疑难病之一。中医方药比较有效。

病案1：李某，女，59岁，陕西咸阳市某厂退休工人。

1993年3月27日初诊：全身关节疼痛4年多，疼痛有游走性，曾四处求医，服药甚多而效果不显。就诊时全身关节酸痛，阴雨天加重，颈部、背部、肘部等无处不痛，头晕，眼干涩，乏力，咽喉干痛，动则气喘，纳食尚可，二便调，舌黯淡，舌下脉络迂曲，舌边有溃疡，苔白少津，脉沉细，曾在某医院检测类风湿因子阳性，血沉增快。

[辨证]风湿痹证，肝肾不足，风寒湿侵袭，络阻血瘀。

[治法]祛风除湿，补益肝肾，活血通络。

[方药]羌活6g，独活10g，豨莶草30g，细辛3g，五加皮10g，川牛膝12g，桑寄生15g，杜仲12g，丹参12g，川芎10g，生山楂15g，甘草6g。

1993年6月26日二诊：上方曾连服2月多，自觉诸症减轻，尤其关节酸痛减轻，自觉四肢有力，余症如前。患者因有糖尿病史，故继用上方去羌活，加威灵仙10g，山药30g，制乳香10g。

半年后偶遇随访，言上方断续服用达3个月，关节已不疼痛，遇阴雨天偶有酸困，能干家务活。

【按】类风湿关节炎属中医痹证范畴，非常顽固难治，幸此例病程虽长，而关节尚未变形，尚望可治。方中用羌独活、豨莶草、细辛祛风湿止痹痛；寄生、杜仲、五加皮补肝肾强腰膝；川牛膝、丹参、川芎、生山楂活血通络。由于患者年岁较大，祛风湿药物均选性质平和之品以免伤正，补肝肾之品补而不燥，故可久服而收功。

病案2：张某，男，55岁，陕西咸阳4400厂工人。

1992年8月7日初诊：主诉：全身关节疼痛已10余年，近两年加重。现有关节冷痛，遇寒加重，伴胸闷心慌，气短乏力，口干呕心，纳差，小便黄，大便稀。既往有萎缩性胃炎史，近来心脏亦不好，怀疑有冠心病。舌质红，苔黄，脉沉弱无力。

[辨证]气虚血瘀，风寒湿痹，心肾两亏。

[治法]补气通络，祛风散寒除湿，补心益肾。

[方药]炙黄芪30g，当归12g，川芎10g，赤芍10g，桃仁10g，红花6g，地龙10g，独活10g，细辛3g，桂枝10g，夜交藤30g，炒枣仁15g，

淫羊藿 12g，生山楂 15g，三七 3g（冲服），6 剂，水煎内服。

1992 年 8 月 20 日二诊：患者诉服上方甚效，诸症减轻，继用上方去地龙，加栝楼 12g，薤白 10g。

1992 年 9 月 1 日三诊：诸症大减，自认为服此方效果显著，嘱用此方制成丸剂长服以图巩固。1 年后随访，言遵嘱服丸剂半年之久，诸症皆除。

【按】此病人长期患风湿痹证，正气大虚，血脉不利，风湿仍在，又加胸中阳气不振，久病必及于肾。古方独活寄生汤曾开创用八珍汤合补肝肾之品以扶正，以独活、秦艽等祛风湿止痹痛之先河，然久病气虚络阻，经脉不利，加之风湿痹阻，虚实夹杂，正虚络阻尤重，故取补阳还五汤之意，重用黄芪补气以通络，以补为通，不伤正气；用桃仁、红花、当归、川芎、赤芍、三七、生山楂养血活血，化瘀通络；用独活、细辛、桂枝、淫羊藿祛风湿止痹痛，且淫羊藿又可补肾；炒枣仁、夜交藤养心安神，以稍顾兼症。所以全方补泻结合，以补为主，以治风湿痹证为主，兼顾心胃，久用收效显著。

腰　痛

王某，女，34 岁，咸阳某站职工。

初诊（1977 年 11 月 6 日）：1977 年 3 月始觉腰痛，近一月加重，痛甚如折，伸转不利。伴胸闷气短，夜寐不安。月经延期量少且夹血块，小便频数。曾按风湿、腰肌劳损，迭进中西药（包括针灸、拔火罐、贴膏药等）而欠显效。查血沉、尿常规皆正常。诊见面色青黄，舌稍红有瘀点（舌底上亦有十余个小米粒大小紫黑瘀点）脉沉细略涩。

[辨证] 肾气亏损，气血瘀滞，脉络阻塞。

[治法] 益肾气，活瘀血，通脉络。

[方药] 桑寄生 15g，杜仲 15g，当归 9g，川芎 9g，桃仁 9g，红花 9g，丹参 18g，延胡索 9g，制乳没各 9g，桂枝 9g，三七粉 3g（冲服）。10 剂。

[服法] 每日 1 剂，水煎二次。早晚分服。

复诊（11 月 26 日）：腰痛明显减轻，伸转便利，胸闷气短等症亦见减轻，面色趋复正常，唯小便仍频数。舌尖略红，苔薄白，舌面舌底瘀点消失，脉沉细。仍守原法出入，加川续断15g，赤芍9g，川牛膝12g，又服数剂，患者来诉腰痛止，月经量增，血块减少，故而停药。

【附记】腰痛病因复杂，《医学心悟》说："腰痛有风，有寒，有湿，有热，有瘀血，有气滞，有痰饮，皆标也，肾虚其本也，分标本而治"。临证所见，确实多因肾亏而兼外邪客之，以致气血瘀滞，脉络阻塞而作痛，本例即以此为患。故标本同治，效果明显。

半身麻痛证

葛某，女，33岁。陕西某印染厂工人。

初诊（1978年12月10日）：患者平素体弱，又因产后大出血，气血更亏，渐致左半身麻木不仁，且时作疼痛，行走艰难，伴有周身浮肿，尤以四肢为甚，延今已四月余。并觉颜面有蚁行感，气短乏力，纳呆艰寐，即便入睡片刻，亦多做恶梦。月经量多挟有血块，经期提前，甚或一月两行。曾在本厂卫生所及某医院诊治，检查除"三系细胞"略低外，余无重要发现，诊断未明确。屡经中西药、针灸治疗，效果欠显。诊见面色晦黄，舌黯不鲜，脉沉涩。

[辨证] 气虚血亏，推动无力，经脉瘀阻。

[治法] 益气养血，兼化瘀滞。

[方药] 炙黄芪15g，当归10g，生地10g，鸡血藤30g，川芎10g，川牛膝12g，赤芍10g，丹参20g，地龙10g，僵蚕10g，乌梢蛇12g，山楂10g。

[服法] 每日1剂，水煎2次。早晚分服。

以上方为基础方，先后略有加减，病情每见减轻，共服48剂，半身麻木消除，浮肿消退，纳食渐增，月经正常，其他症状亦大为减轻。1982年2月28日随访，业已上班工作。经治疗后至今情况良好，除"三系细胞"略低外，无明显不适。

【附记】此例素体虚弱，复加产后失血量多，气血亏耗愈甚，从而血少滞涩，瘀而不行，筋脉肌肤失于濡养，且瘀血内阻，水湿运化受碍，加之"血虚生风"，故麻木、浮肿、疼痛、蚁行感等诸症遂作，实为虚实交夹之证。因此，治以黄芪合归地益气生血，鸡血藤、丹参、川芎、地龙等养血化瘀通络，并加虫、蛇搜风且更增通络之力，佐以山楂开胃并增化瘀之功。诸药合用，补中有行，使血生风灭则麻木去，瘀祛络通则疼痛止。

梅 核 气（一）

孙某，男，48 岁。

初诊（1980 年 3 月 8 日）：1979 年 11 月受凉且生气后，自觉喉中如有物阻，吐之不出，咽之不下。脐周疼，纳差，日进食二两许，日渐消瘦，延今体重已下降 10 余斤，且四肢无力，畏寒怕冷，记忆力下降，自己怀疑为"癌"，异常恐惧，经检查未见器质性病变。舌黯淡，舌底有瘀点，脉沉涩。

［辨证］素体虚弱，复受凉生气而气滞不行，从而肝失疏泄，瘀阻痰聚，瘀痰上逆，阻滞咽喉，发为梅核气证。

［治法］益气活血，化痰开结，佐以疏肝。

［方药］炙黄芪30g，桂枝9g，赤芍10g，延胡索10g，川芎10g，丹参30g，山楂15g，砂仁6g，鸡内金10g，桔梗10g，川贝母10g（冲服），麦芽10g。

［服法］每日 1 剂，水煎 2 次。早晚分服。

并肌内注射丹参注射液，日 1 次，每次 2 支（4ml）。

上方连服 15 剂，注丹参注射液 30 支，即诸症大减，饮食增进，体重渐加，遂拟健脾固肾，疏肝化瘀剂善后。

【附记】肝气郁结，常用逍遥散调治；梅核气证，又多以半夏厚朴汤化裁。而此患者乃有气虚血瘀表现，故不可单投逍遥散或半夏厚朴汤。肝喜调达，疏泄与血行有关；脾主运化，健脾与理气密切。故活血即寓疏肝之意，健脾却有理气之功。且麦芽可以疏肝，川贝可以化痰，抓住病机，标本同治，故见效尤捷。

梅 核 气 （二）

祁某，女，48 岁。西北某学院职工。

初诊（1977 年 11 月 8 日）：四年前患菌痢后体弱，复加情志不遂，致"癫病"发作，以后每遇情绪不好即犯病（1 月 3～4 次），四肢抽搐，神清而口不能言，平常自觉喉中如有物阻，吐之不出，咽之不下，厌烦诸事，记忆力减退，少寐多梦（每晚能朦胧入睡 2 小时左右），胃纳锐减（每天约食四两），且腹胀肠鸣，并见浮肿，气短，腰痛肢麻，月经挟有紫黑血块。曾在当地按"神经官能症"、"癫病"而用大量天麻、朱砂、辰砂等药治疗罔效。诊见面色灰暗唇紫，脉沉略弦，舌尖红苔白，舌下有瘀点十余个。

[辨证] 心阴不足，气血瘀滞。

[治法] 养阴安神，行气活血。

[方药] 炙草 6g，麦冬 12g，玉竹 12g，菖蒲 9g，远志 9g，茯苓 12g，白术 9g，丹参 30g，郁金 12g，赤芍 12g，夜交藤 30g，红花 9g，龙齿 30g（先煎），五味子 9g，合欢花 15g。

[服法] 每日 1 剂，水煎二次。早晚分服。同时给病员作好思想开导工作。

复诊（1978 年 3 月 20 日）：上方服至 15 剂，诸症减轻，每晚能熟睡 5～7 小时，食欲渐增，喉咙异物感消失，精神较前畅快，月经色质正常，其他腰痛、肢麻、浮肿等症亦随之消失。现仍觉气短乏力。舌下尚有三个瘀点，脉沉弦细。仍宗上方加党参 9g 调治，并每日肌注 2 支丹参注射液（共用 20 支）以促成效。同年 9 月份随访，诸证消失，未见复发。

【附记】梅核气本属祖国医学的郁证范畴。郁证成因总不离乎情志所伤，从而逐渐引起脏腑不和，气血、经络失其通达畅利。所谓"悲哀忧愁则伤心，心动则五脏六腑皆摇"、"血气冲和，万病不生，一有拂郁，百病生焉"，正说明了本证的成因及其复杂性。

此例积郁不去，肝不遂其条达之性，气失疏泄，血行不畅，久则心脾两伤，营血衰少，肝失濡养而肝气尤易逆乱，导致脏腑功能不调。脏腑之间相因为病，气痰郁结，致诸证丛生，故用玉竹、麦冬、夜交藤、合欢花、龙齿滋养心阴而安神；丹参、红花、郁金等行气活血而通络；五味子、菖蒲、远志交通心肾而化痰；党参、云苓、白术、炙草健脾益气而祛湿。同时辅以必要的思想诱导工作，虽未用多味化痰利气之品，终使患者诸疾悉除。

脏　躁（癔病）

马某，女，34 岁。咸阳某厂工人。

初诊（1975 年 3 月 11 日）：八年多来，经常头晕多言，心慌气短，心悸胆怯，易惊恐，善太息，胸胁胀满，浮肿身麻，手足心发烧，犯病则哭笑不止，甚则昏厥（有时一日数次发作），近月余病情加重，气短不能平卧，彻夜不眠，精神恍惚，月经紊乱且有黑血块。诊见舌黯红，脉沉细而涩。

[辨证] 情志所伤，肝气不舒，日久气郁血结，耗伤心阴。

[治法] 活血化瘀，养心安神。

[方药] 琥珀 6g（冲服），丹参 30g，夜交藤 30g，川芎 9g，郁金 12g，炙甘草 6g，麦冬 12g，茯苓 12g，生龙骨 30g（先煎），白芍 12g，玉竹 12g，炒枣仁 18g，菖蒲 9g。

[服法] 每日 1 剂，水煎 2 次合匀。早晚分服。

上方服 3 剂即觉气短明显好转，能平卧，可睡眠。继服 17 剂，除有头晕心悸外，诸证消除，恢复常态而上班。

【附记】本例由于情志怫郁，气结血瘀，耗伤心阴，以致出现心慌、恐惧、胸胁胀满、手足心热、哭笑无常诸症。《临证指南》华岫云按："郁则气滞，气滞久则必化热。热郁则津液耗而不流，升降之机失度，初伤气分，久延血分，延及郁劳沉病"。此案病延日久，经血色黑有块，舌黯红，脉沉细而涩，均说明气滞遂致血瘀之证，且可见郁而化热，耗伤心阴之象。故以养心安神，活血化瘀之法。琥珀、龙骨、夜交藤、枣仁养心安神；麦冬、白芍、玉竹滋阴生津；川芎、郁金畅行气血；丹参祛瘀血生新血以助心气；菖蒲化痰涎辟秽浊以开清窍。药证相合，见效甚捷。笔者临床体会，甘麦大枣汤虽是治疗"脏躁"证的主方。但只适合于一般轻症。此类病证以情志怫郁为诱因，故治疗不仅宜加疏肝解郁、理气化痰之品，更应注意作好患者的思想开导工作。

气　厥

梁某，女 35 岁。某油田咸阳石油转运站家属。

初诊（1981 年 2 月）：三年前因过度生气，精神创伤，遂觉心跳而痛，1979 年底病情加重，自觉心胸拘缩，全身挛搐，伴见多汗，面色㿠白，四肢无力，渐至卧床不起，并时有昏厥，发则牙关紧急，四肢发凉，呼之不应。月经量多，色黑有块，经西医作有关检查诊断为"脑动脉供血不良"，怀疑为"冠心病"，但经治病情未见改善。诊见面色青晦，毛发枯燥。舌黯淡，苔白腻，脉沉细而涩。

[辨证] 宗气不足，心血亏少，气郁不疏，瘀阻痰凝。

[治法] 益气养血，养心安神，理气开郁，活血化痰。

[方药] 炙甘草10g，淮小麦30g，大枣5枚，黄芪30g，白术10g，茯苓15g，丹参30g，川芎10g，三七3g（冲服），栝楼15g，薤白10g，郁金12g，降香10g。

[服法] 每日1剂，水煎2次合匀。早晚分服。

上方坚持服用40余剂，心胸拘缩消失，不再昏厥，毛发润泽，面色红润，饮食增加，月经调合，心电图复查也复正常。舌淡红，脉沉细，处以益气养心，滋肾扶阳，活血化瘀之剂以巩固疗效。

【附记】《灵枢·口问》篇载："悲哀忧愁则心动，心动则五脏六腑皆摇"。情志剧伤，心气顿挫，故始觉心缩心跳。《临证指南》华岫云按："郁则气滞，……升降之机失度，初伤气分，久延血分"。血瘀不行，湿聚为痰。气、血、痰、湿诸郁相合，郁结日固，正气日耗，心脑失养，瘀痰阻窍，故昏厥诸症丛生。遵"心病者，宜食麦"；"肝苦急，急食甘以缓之"及"木郁则达之"的古训，拟甘缓合于活血祛瘀、化痰疏郁之中，用药得当，故多服而愈。

气厥震抖证

阎某，男，28岁。户县大王公社某大队社员。

初诊（1976年3月12日）：1975年7月因与人争执生气后，当即昏倒，不省人事，左上肢抖动。经当地医生按"癔病性震颤"用针灸及中药治疗后取效。但日后每当劳累、生气又即复发，并日益加重。近日又犯病，烦躁，失眠，头痛眼红，颈项强痛，胃纳差，胸腹胀闷，脘腹疼，吐酸水，喉咙噎，走路左腿强直麻木，左上肢颤抖致诊脉亦需别人按压。舌黯苔白，脉沉弦。

[辨证] 肝郁气滞，络阻风动。

[治法] 疏肝潜镇，活血祛瘀。

[方药] 白芍12g，木香6g，川芎10g，郁金12g，香附10g，生龙骨15g（先煎），红花10g，甘草3g，丹参30g，川牛膝10g，葛根12g，鳖甲15g。

[服法] 每日1剂，水煎2次合匀。早晚分服。

同时配合针刺外关（左侧）穴。

复诊（1976年4月5日）：上药服5剂后，震颤麻木已除，它症已减，现唯觉头重胃胀，纳食仍差，脉沉缓，舌稍黯苔白，调方以善其后。

[方药] 赤芍10g，地龙12g，鸡血藤30g，郁金12g，丝瓜络12g，生地10g，白芍12g，当归10g，丹参30g，山楂15g，生龙骨15g（先煎），龟板15g。6剂。

[服法] 每日1剂，水煎2次合匀。早晚分服。

【附记】《内经》谓："诸风掉眩，皆属于肝"，"风胜则动"。震颤强直，亦从风论，亦从肝治。但本例患者因其气郁伤血、络阻风动，非一般外风侵袭，故治以疏肝潜镇，活血化瘀而获效。

气厥抽搐证

翁某，男，42岁。某油田招待所干部。

初诊（1980 年 5 月）：因劳累过度，加之情志怫郁，突觉头晕眼花，心里难受，身冒大汗，遂即失去知觉，并四肢厥逆，不时抽搐，经卫生所针灸及其他急救苏醒后仍觉眩晕，不时瘈疭。诊见：面色青黄，口唇发紫，两目直视，烦躁易怒，善太息，饮食明显减少，舌淡黯有深裂纹（系生理现象），脉弦数，二便正常。

[辨证] 气郁不解，血瘀痰凝，郁而不宣，肝风内动。

[治法] 疏肝解郁，行气活血，化痰熄风。并坚持作好思想开导工作。

[方药] 丹参 30g，檀香 6g，砂仁 6g，羚羊角 6g（另煎），钩藤 12g（后下），郁金 12g，赤芍 10g，僵蚕 10g，川芎 10g，川贝母 10g（冲服）。

[服法] 清水煎服。日夜各 1 剂。

并用丹参注射液，每日 4ml，分两次肌内注射。

上药仅服 4 剂，则抽搐诸证渐除而愈，至今未再复发。

【附记】"勇者气行则已，怯者着而为病"。劳累过度，正气已衰，七情怫郁，尤易犯肝，肝失疏泄而郁结不解，气机不行而阳郁不达，进而血瘀不行，痰湿阻滞，心脑失养，窍闭不宣，故肢冷厥逆遂发；肝为风木之脏而主筋，阳郁血瘀痰凝，筋脉闭郁失养，虚风随之内动，故抽搐、瘈疭即作。治以疏肝解郁，活血通络，化痰止痉，平肝熄风。肝主条达，病由气生的特点，重视作好思想工作，配合精神疗法，从而起到了相得益彰的作用。

毒瘀交结抽搐证

李某，女，25 岁。泾阳某公社社员。

初诊（1979 年 9 月）：因误服磷化锌中毒，随送附属医院急诊室给以洗胃，解磷定，液体疗法等救治，但两日后开始全身不时抽搐。观其面色苍黄，神志时清时昧，吐字不清，痛苦病容，腹胀如鼓，两日未解大便，小便黄浊。脉象沉数，舌黯红。体温 37.5℃，其他尚可。

[辨证] 毒热内聚，气血逆乱。

[治法] 解毒清热，平肝化瘀。

[方药] 绿豆甘草解毒汤化裁。绿豆 120g，生甘草 30g，草石斛 30g，

白茅根30g，连翘30g，大黄30g，丹参30g，赤芍12g，焦山楂15g，羚羊角6g（另煎），钩藤15g（后下）。

丹参注射液一日1次，每次4ml，肌内注射。

上方日夜2剂（液体仍给），大便通畅，腹胀减轻，抽搐减弱。次日再进1剂，则诸症悉除，第三日从急诊室痊愈出院。

【附记】本例系药毒内留，聚而生热，阻血为瘀，热毒瘀血聚于肠道，气机不利，则腹胀如鼓；毒邪熏灼肝经，肝热动风则不时抽搐；上扰心脑，瘀阻心窍则神志不清。诸症皆由热毒瘀血而生，故以绿豆甘草解毒汤（自拟方）活血化瘀、凉血解毒、熄风止痉而使患者转危为安。

轰 热 证

刘某，男，62岁。三原县某队社员。

初诊（1981年3月）：1980年2月曾患前列腺肥大，行手术治疗后，渐觉周身皮肤发烧，为阵发性，日六至七次，以上半身为甚。发烧时心中烦乱不堪，伴有汗出等，体温不高。需急解开衣襟，以至脱掉上衣，让风吹之始能缓解，不论春夏秋冬，基本规律如此。但口不发渴，烧后如常。舌质黯红而淡，舌下有瘀点数个，苔白而润，脉沉细弱。

［辨证］气虚血亏，瘀血内阻。

［治法］益气补血，活血化瘀，佐清虚热。

［方药］丹参30g，桃仁10g，红花10g，生地10g，赤芍10g，川芎10g，当归10g，黄芪30g，牡蛎15g（先煎），胡黄连10g，白薇10g，五加皮15g。

［服法］每日1剂，水煎2次合匀。早晚分服。

复诊（1981年3月21日）：上方服用3剂，则发热诸症大减，每日仅作一次，且热势轻微，很快即过，脉舌略有起色，唯药后大便稍溏，遂于原方去桃仁，减丹参、当归之量，并加茯苓15g，嘱继服。共进10剂而烧退病愈。

【附记】患者发烧时起时伏，烧时心烦不安，而无脉弦、口苦、往来寒热之症，知病机不在少阳；热甚汗出，但口不发渴，苔无黄燥，知病机不在阳明；舌无红赤少苔，五心并不烦热，知亦非阴虚骨蒸。据舌质暗淡，舌下瘀点等，分析此为术后瘀血不行，瘀郁生热。且患者年逾六旬，气血已衰，鼓动无力，瘀血日甚，故阳郁外发作烧。治以当归补血汤益气生血；丹参桃红四物汤活血化瘀；并佐胡黄连、白薇、五加皮以退虚热。药合病机，故3剂即效。二诊大便略溏，故去桃仁，减当归、丹参等滑润药品之量，加茯苓之扶脾益心，而病归痊愈。

无名定时高热

惠某，女，26岁。陕棉某厂工人。

初诊（1980年3月8日）：近一月来每日下午3时许发高烧39℃多，3小时后可自行缓解，曾住院治疗罔效，亦无查明原因。体重锐减20余斤。每次发病，先觉背疼，继之发冷发烧，手足心热甚，恶心胸痛，四肢末端发凉，素纳差，日进食三两许，舌淡略黯，脉沉细略数。

[辨证] 少阳枢机不利，瘀血内阻不行，兼太阳之表阳气虚，少阳之里阴液亏。

[治法] 和解少阳，活血化瘀，并温补太阳之表，清滋少阴之里。

[方药] 银柴胡10g，黄芩10g，沙参15g，姜半夏10g，丹参15g，山楂15g，桂枝10g，黄芪15g，狗脊12g，白薇12g，胡黄连10g，栝楼15g。

[服法] 每日1剂，水煎2次合匀。早晚分服。

4月16日随访，上方共服6剂，热退告愈，再未服药。

【附记】本例患者之高热，病机颇为复杂，但仔细分析，仍可求得。寒热交作，发热有时，少阳枢机不运，故用小柴胡汤以和解之。因属虚热，阴液有亏，特以柴胡易为银柴胡，党参易为沙参；背为阳，发热先有背疼，即阳气不通。虚而不通，故用芪、桂、狗脊温补而通；午后发热，即阴液亏而虚热生，白薇、胡黄连胜其任；瘀血内阻，热郁不宣，丹参、山楂当其用；胸闷为阳气郁闭，栝楼可宣通。诸药合用，不乱其法，故而奏效。

中 风 （一）

辛某，男，64岁。退休干部。

初诊（1979年9月6日）：看电影时，突感全身不适，继则右侧肢体活动失灵，即去西安某院就诊，诊断为脑血栓形成，给静脉点滴低分子右旋糖酐治疗4日不效，故于9月10日来我院诊治，随即以"脑血栓形成"收院治疗。住院号62933。入院时神志清楚，语言謇涩，右侧鼻唇沟变浅，伸舌偏右，右侧肢体不完全性瘫痪，头昏眩晕，倦怠乏力，肢体发麻，口舌歪斜，舌红苔黄腻，脉弦滑。颈软无抵抗，心肺腹无异常，肌力上肢I级，下肢Ⅲ级，肌张力略增，腱反射稍亢进，病理反射未引出。血压120/80mmHg（既往否认高血压病史）。

［辨证］气血亏虚，兼以内郁化热致瘀。

［治法］益气活血，佐以清热除湿。

［方药］用通脉舒络汤去桂枝加大黄、白术、苡仁（本方根据王清任的补阳还五汤加减而成，由黄芪、红花、川芎、地龙、川牛膝、丹参、桂枝、山楂等组成）。

［用法］每日1剂，水煎服。

在口服中药的同时，每日静滴250ml通脉舒络液（本液体系我们自拟方，内有黄芪、丹参、川芎、赤芍等组成，由陕西中医学院附属医院制剂室制作的静脉滴注剂）。经第一疗程（10天）结束时，肌力和全身状况都有显著进步，休息4天，继续第二疗程，共住院28天。出院时，上下肢肌力均达V级，行动自如，肌张力及腱反射均正常，口舌不偏，语言清晰，脉舌正常。近日随访仍一切正常，可参加家务劳动，并可独身走十余华里路。

【附记】患者年过六旬，正合"八八肾气衰"之候。肝肾不足，气血衰少，经脉血液流行不畅，加之烦劳过度，使气血更损，以致气不得运，血不得行，形成血瘀经脉之证，轻则血流缓慢，重则瘀滞不通，发为半身不遂、口眼歪邪之中风证。故用上方益气活血通络，去桂枝辛温，佐大黄泻热祛瘀，白术、苡仁健脾除湿。法投病机，见效较速。

通脉舒络液是我们按照中医传统理法方药，结合现代一些药理认识，改变剂型，改变用药途径的一个新方法。从 1979 年 9 月至 1981 年 8 月收院治疗的 110 例中风病人来看，在 28 天的统计期内，总有效率为 98.2%，其中近期临床治愈 52 例，为 47.3%；显效 36 例，为 32.7%；好转 20 例，为 18.2%；无效 2 例，为 1.8%。另外从观察的 100 例脑血管疾患后遗症来看，78% 有不同程度的进步。因此，我们认为，本病在急性期运用复方静脉滴注和内服汤剂加减，进行辨证论治，有相得益彰，方便患者，疗效满意的特点，是一个有发展前途的方法之一。

中 风（二）

王某，男，63 岁。社员。

初诊（1975 年 7 月 5 日）：患者于 1975 年 6 月 28 日突觉头昏、脸烧、肢体沉重困麻，行动不便，后渐舌强语謇，口眼歪斜，并右半身不遂，急送某职工医院诊断为脑血栓形成，用氨茶碱、维生素 B_6、脉通等效果不著，故于 1975 年 7 月 5 日出院回家主以中医诊治，当时除上述主证外，尚有肢体浮肿，脉弦沉细，舌黯紫，苔薄白，舌下静脉曲张。

[辨证] 风中经络，血瘀气滞，痰涎阻窍。

[治法] 行气活血，熄风通络，兼以化痰。

[方药] 首用头针、体针，并配服中药补阳还五汤化裁。黄芪 30g，丹参 30g，赤芍 9g，地龙 9g，桃仁 9g，红花 9g，僵蚕 9g，川牛膝 15g，钩藤 9g，天麻 9g，丝瓜络 9g，菖蒲 9g，云苓 12g，山楂 15g，当归 9g。

[服用] 二次合匀。早晚分服。

上药服 3 剂后即有效，后加入胆南星 9g，竹沥一瓶，以加强化痰通络之功，9 剂后肢体已能运动，全身感觉有力，能挽扶下地活动，仍用上方稍有加减，每日 1 剂（并配合针刺），至 7 月 28 日能单独行走，语言清楚，意识无任何障碍，记忆力同前。后仍用上方略加益肾强骨之品，以巩固疗效。后全部恢复正常，能参加家务劳动。

【附记】患者突然头晕，失语，半身不遂，面部歪斜，是为中风之病。据其当时神志清楚，以半身不遂为主，诊为中经络之证。因风痰留窜经络，经脉痹阻，血瘀气滞，经髓不通，气不能行，血不能荣，故肢体偏废不用。治以针、药相配，以达行气活血、熄风通络、化痰开窍之功，方用补阳还五汤化裁。中风虽为本虚之证，但挟有实邪者亦复不少，故在上方酌加丹参、当归、川牛膝等活血化瘀之品，以及祛风除痰，开窍通络之天麻、菖蒲、南星、竹沥等味。法药与病机合拍，故较快而愈，且无后遗症。

中　风（三）

张某，女，67岁。咸阳地区某局家属。

初诊（1974年1月11日）：昨晚突然左半身不能动，口眼歪斜，头项强痛，语言不清，并呕吐腹泻，血压180/110mmHg，舌黯红，苔薄黄，脉沉弦。素头昏胸闷，经胸透检查，考虑高血压性心脏病合并动脉瘤。

[辨证] 年高体虚，肾亏风动，肝强胃弱，血瘀经络。

[治法] 抑肝平木，益肾固本，行瘀通络。

[方药] 菊花12g，钩藤12g，决明子30g，丹参18g，三七3g（冲服），川牛膝12g，僵蚕10g，葛根10g，地龙12g，白芍12g，桑枝30g，生地10g，竹茹10g。3剂。

[服法] 每日1剂，水煎早晚服。

复诊（1月13日）：服药后头已不痛，左半身已能活动，手能摸床，脚能站立，腿能移步，吐字清晰，唯觉迷蒙，项强、纳差。舌红苔薄白，脉沉弦。药已中病，上方加橘红10g，菖蒲10g，以开窍醒神化痰。

三诊（1月16日）：精神好，饮食可，能端碗进食，可梳头，能缓行，血压170/104mmHg，脉舌同前，原方继服。

【附记】患者突然半身不遂，口眼歪斜，头项强痛，语言不清，显示风中经络之证，此风乃由年高体弱，肝肾阴虚，肝阳偏亢，亢阳化风，风阳挟气血上逆阻窍涩络所致。故治取生地、白芍滋养肝肾；菊花、钩藤、决明子清肝熄风；地龙、僵蚕、竹茹、葛根、桑枝化痰通络；三七、川牛膝、丹参活血化瘀。全方共奏滋阴平得滋，亢阳得潜，内风得熄，络瘀得化，风痰得消，而中风告愈。

中 风（四）

姜某，男，52 岁。岐山县五丈原公社某大队社员。

初诊（1975 年 3 月 23 日）：患者素有高血压病史，今日与别人吵架后，随即昏倒，家人呼之不应，但未见抽搐、呕恶，随即针刺（穴位不详），后患者清醒，不能说话。手指着头部，意为头痛不适，并伴小便失禁，血压 224/144mmHg，舌红苔薄略黄，脉虚弦略沉。

[辨证] 患者年过五旬，上盛下虚，怒则风阳上旋，横窜经络，瘀血不行。

[治法] 潜镇熄风，活血化瘀。

[方药] 丹参 30g，夏枯草 15g，珍珠母 30g（先煎），沙参 15g，黄芩10g，龙胆草 10g，枸杞子 12g，钩藤 12g（后下），丹皮 12g。5 剂。

[服法] 每日 1 剂，水煎 2 次合匀，早晚分服。

复诊（1975 年 4 月 10 日）：血压仍高，180/100mmHg，已能说话，头痛减轻，右半身麻木，口苦，小便黄，脉舌同前，仍宜平肝潜阳，佐以活血通络。

[方药] 龙胆草 10g，丹参 30g，葛根 12g，菊花 12g，钩藤 12g（后下），黄芩 10g，草决明 30g，地龙 12g，鸡血藤 30g，川牛膝 15g，郁金12g，焦楂 15g，白芍 10g。

[服法] 每日 1 剂，水煎 2 次合匀，早晚分服。

三诊（4 月 13 日）：上药 3 剂，头痛、身麻、口苦已减，但午后手足心发热，舌苔稍腻，脉虚弦，高压 140/90mmHg。此大病已去，病后体虚，肝火灼伤阴血，拟滋阴养血，清理余邪。四物汤加地龙 12g，女贞子12g，石斛 10g，天冬 10g，丹参 30g，鸡血藤 12g，决明子 20g，山楂 15g，川牛膝 15g，以善其后。

【附记】《素问·举痛论》说："怒则气上"、《素问·阴阳应象大论》又说："怒伤肝"。此患者怒则伤肝，肝气上逆，发为中风不语。其病机与《素问》这两条原文相符，故三次诊疗，前二次以潜镇通络为主，后以滋养阴血为主，阴平阳秘，病告初愈。

低　烧

夏某，女，37岁。咸阳市某公司职工。

初诊（1974年10月）：近两年来反复出现低烧（体温常波动在37.6℃左右），平日身困倦怠，食少懒言，口干咽燥，心悸易烦，手足心发热，每日下午自觉脸上发烧，两颊出现潮红，月经量逐渐减少，有紫黑血块，体形越来越胖，但体力越来越差，曾疑为"结核"、"风湿"、"内分泌功能紊乱"等，治疗效果不显著，脉见沉细而涩，舌见紫黯而淡，口唇发紫，脸上有色素沉着斑，颜面及下肢略有浮肿。

[辨证] 肝气不疏，郁热内阻，日久气血不足，血脉瘀滞。

[治法] 疏肝理气，行瘀活血，除蒸退热。

[方药] 桃仁15g，红花9g，丹参30g，当归9g，生地9g，赤芍9g，银柴胡9g，益母草15g，丹皮9g，黄芪12g，桂枝9g，川牛膝9g，胡黄连9g。

[服法] 水煎2次，每日1剂，早晚分服。

上方稍事加减，连服20余剂，体温正常，体力增加，浮肿消失，面部色素沉着斑已褪，唇色转红润，月经量增，色较正常，脉象和缓，舌色变正，自觉不烦，故再用数剂六味地黄汤加减以巩固疗效。病好后，于1978年生一女孩。

【附记】本例低烧患者，系气滞血瘀，郁而化火所致。瘀血发热，病在血分（阴分），故口干咽燥，下午潮热，瘀血内阻，新血不生，营气耗乏，血气不能荣于头面肌肤，故见唇青面黑等症。经血量少，色紫有黑块，舌紫脉涩，均为瘀血内停，血行不畅之征。故化裁血府逐瘀汤以治之，方中桃仁、红花、赤芍、丹参活血祛瘀；当归、生地、益母草、川牛膝养血活血；丹皮、银柴胡、胡黄连清血中郁火；少佐芪、桂以益气温通而助活血。正由于瘀阻除，气血和，经脉调，故而有助于孕育。

低烧、咳嗽

安某，女，11岁。岐山县93号信箱。

初诊（1975年4月1日）：患者两年前开始咳嗽，午后潮热，伴有气短、懒言，手足心汗出，形体日渐消瘦。曾经北京某院诊断为"支气管炎"、"支气管扩张"，注射卡那霉素等药后，病情逐渐好转。但两月前无明显原因，而上症又复加重。经某医院拍片报告：肺纹理明显增粗，诊断为"支气管炎"，遂转中医治疗。诊见咳嗽气短，低烧盗汗，五心烦热，身困乏力，善忘，少食，面色黄褐，眼眶、口周发青，牙齿发黑，舌质偏黯，脉沉细数。

[辨证] 气阴两虚，肝血瘀滞。

[治法] 益气养阴，润肺止咳，柔肝活血。

[方药] 黄芪15g，胡黄连9g，百部9g，贝母6g，栝楼9g，银柴胡9g，党参9g，知母9g，甘草3g，丹参15g，当归9g，丹皮9g，山楂9g，白芍9g。

[服法] 每日1剂，水煎2次合匀，早晚分服。

复诊（1975年4月8日）：服上方7剂，自觉精神好转，眼眶、口周色青、齿黑均消退，脉舌同前。继用上方去当归、知母，加郁金9g，鳖甲9g。

三诊（1975年4月23日）：服上方后，精神较前明显好转，咳嗽止，低烧退，食欲有增，但仍盗汗，舌淡不鲜，苔薄白，脉沉细。用初诊方去知母、甘草，加赤芍9g，鸡内金9g。

四诊（1975年5月7日）：服上方后再未发烧，记忆力增加，性情较前柔和，食欲明显增加，脉象和缓，舌色正常。仍予原方稍以加减数剂，以善其后。

曾去信询问，患儿家长于1979年9月2日托人来诉：其孩服上述方药好转后，再未服它药，逐渐恢复，身体强壮，饮食、记忆力等均好。

【附记】患儿咳嗽、低烧达两年之久，久咳伤肺，气阴俱耗，气虚则无力推动血液畅行。血为肝所藏，肝气不得疏泄，肺气不得输布，络血即瘀滞，故见口、眼周围发青，舌黯不鲜。久咳耗伤肺阴，阴虚则生内热，阴不敛阳而现低烧、盗汗等证。本为正虚，又有瘀血，若单补虚必助邪，若独攻邪，更伤正，故宜攻补兼施，相得益彰。用党参、黄芪以补气扶正，培土生金；以丹参、当归、白芍活血祛瘀，滋阴柔肝；佐胡黄连以清虚热；百部、二母、栝楼以润肺止咳；山楂消食开胃，兼除瘀阻。全方以求气阴双补，润肺止咳，行血化瘀之功。

"齿黑"一症，临床虽不多见，而本案却表现的比较突出。叶天士《温热论》虽详载有验齿诸法，然亦未详论"齿黑"之病机证治。细思肾主骨，齿为骨之余，肾藏精而精血互化之理，故悟出"齿黑"一症，一由肾水内亏，肾热上蒸所致。二由精亏血少，凝滞为瘀而成。再参以滋润化瘀之品，而"齿黑"逐渐消失之效，则更能证明这一观点。究竟如何理解，尚待进一步观察研究。

眩　晕（一）

李某，女，45 岁。咸阳某书店。

初诊（1979 年 3 月）：头昏头痛，胸闷气短 10 年，加重 5 日。10 年前在甘肃工作时患高血压病，血压波动在 160～140/110～95mmHg 之间。后查眼底，示动脉硬化。经对症治疗，间断休息，尚可维持工作。但近日病情加重，头晕头痛，胸闷气短，烦躁不安，易怒，失眠惊悸，口干眼涩，腰腿疼痛，观其面色暗红，痛苦病容，舌色紫黯，舌下脉络粗张，脉弦硬（血压 155/115mmHg）。

[辨证] 肝阳上亢，瘀血阻滞。

[治法] 平肝潜阳，活血化瘀。

[方药]（1）天麻 12g，生龙牡各 30g（先煎），川牛膝 12g，草决明 30g，磁石 30g（先煎），丹参 30g，豨莶草 30g，焦山楂 15g，草红花 10g，栝楼 30g，薤白 10g。每日 1 剂，水煎二次合匀，早晚分服。

（2）丹参注射液每日肌内注射两支。

上方用后，诸症减轻，维持原方，稍事加减，如寄生、杜仲、菊花、地龙等，连续治疗 3 月余，诸症大减，血压 130/90mmHg。遂以杞菊地黄丸善后，至今两年余，血压未再升，他病亦无发，照常上班，并能下乡及参加一般体力劳动。

【附记】高血压病可属于祖国医学"头痛"、"眩晕"、"肝阳上亢"、

"中风"等范畴，但仍需辨证施治。观患者面色、舌色、舌下脉络等知有瘀血内阻之证；据胸闷、头眩、苔腻等为兼挟痰湿之象。分析此属肝肾阴亏，阳亢化风，痰瘀内阻，风阳、瘀血、痰湿上冲之证。故从滋益肝肾宽胸，平肝潜阳熄风，活血化瘀通络而告临床治愈。

眩 晕（二）

周某，女，38岁。某县广播站干部。

初诊（1977年7月25日）：反复发作性眩晕10余年。发作时恶心欲呕，目眩不能站立，虽屡经治疗，但近年病情渐而转剧，发作次数由数月1次增至1月数次，伴耳鸣、恶心欲呕，颜面色素沉着，食欲不振，月经有紫黑血块。诊其脉弦硬。舌黯红，舌下有瘀点。

[辨证] 肝肾不足，瘀血内阻。

[治法] 滋肾益肝，活血化瘀，祛痰潜镇。

[方药]（1）丹参18g，川牛膝12g，葛根12g，川贝母9g（冲服），灵磁石24g（先煎），桑寄生15g，茯苓15g，夜交藤30g，女贞子12g，杜仲15g，石决明15g（先煎），白术9g。每日1剂，水煎二次合匀，早晚分服。

（2）每日肌内注射丹参注射液2支（4ml）。

（3）开水浸泡何首乌30g，当茶饮。

复诊（1978年1月23日）：上方共服24剂，肌内注射丹参注射液60支，泡何首乌约500g。近半年来，眩晕没再发作，耳聪不鸣，面色红润，黑斑消退，其他症状也大有好转，脉舌趋于正常。唯觉咽部不适，予玄麦甘橘汤加味调理善后而愈。

【附记】眩晕的辨证，须分清标本虚实，本虚以肝肾不足、气血亏损为主。标实有风（肝风）、火、痰、瘀（瘀血）之别。临证辄见虚实错杂，则须分清虚实多少，针对病机予以处理。本例始由肝气偏盛，风阳上扰，眩晕屡发，导致肝阴亏损。肾阴不足，又促使肝阳偏亢，气血失调，瘀阻络道，故现眩晕频作，脉舌有瘀血诸见证。治以滋益肝肾潜阳为主，佐以化瘀通络豁痰为辅，守法治疗月余，终告痊愈。

眩晕兼脏躁

史某，女，39岁。西安市某小学教师。

初诊（1976年4月29日）：1974年8月10日患者因牙龈炎肌内注射青、链霉素6天后，觉头重眩晕，恶心呕吐（吐黄苦水），畏光，4天未进饮食，靠静注葡萄糖支持。经治20天后转西安某医院，诊断为链霉素中毒，内服维生素 B_1、B_6、中药，并配合针灸治疗约一月，稍有减轻，走路可不需他人扶助。1975年3月又因拔牙用麻醉药后，耳鸣、脑鸣加重，彻夜不眠，平素烦躁欲哭，记忆力减退，稍看书报即感头胀眼花，并牙痛喉干，困倦，曾服多量滋补之品仍罔效。舌青黯，脉沉细。病属"眩晕"、"脏躁"之畴。

[辨证] 气虚血瘀，心肾不交。

[治法] 益气活血，交通心肾。

[方药] 黄芪30g，丹参30g，川芎12g，琥珀6g，磁石24g（先煎），蝉蜕9g，玄参15g，远志6g，麦冬15g，菊花15g，蔓荆子9g，五味子9g，大枣3枚。

[服法] 每日1剂，水煎二次合匀，早晚分服。

复诊（1976年5月6日）：服上方5剂后，耳鸣大减，头脑清醒，诸症皆减，唯觉腿困，血压160/100mmHg，脉证同前。仍用上方去麦冬、大枣、五味子，加郁金12g，菖蒲9g，川楝子15g。

[服法] 同前。

三诊（1976年5月9日）：服上方3剂，精神正常，诸症大减，无烦躁欲哭之感，记忆力显著进步，唯睡眠差，牙床有肿块，血压130/100mmHg。舌红略黯，脉缓。

用5月6日方，去蝉蜕，远志易为9g，继续善后治疗而病情控制。

【附记】本例显系药毒致病，因伤及阴阳，损及脏腑，气血失和而致诸证。毒邪伤脾，则水谷精微失其健运，气血亏乏生化之源，故纳少、困乏。肾之亏损，则精气不充，必现耳鸣、眩晕。气血紊乱，阴阳失调，心肾不交，则神明失于安养，故见烦躁欲哭，善忘，不寐。此乃气虚而血之运行之动力，郁而成瘀，反阻新血化生之道，虽迭进补益之剂，而病终无起色。为此，治拟益气补脾，活血化瘀，交通心肾，以平阴阳，从而神安志宁，故循此法调治，病情每见好转。

高血压病

原发性高血压是一种病因尚未十分明确，以循环动脉压升高为特征，伴有心、脑、肾、血管等器质性改变的全身慢性疾病。成年人高血压患病率约为9.1%，是一种常见病、多发病。由于病程长，病情轻重不一，影响多个脏器，后期易并发中风，所以，提高高血压病的辨治水平，显得十分重要。兹举2例属于疑难病的高血压病治疗体会，以期抛砖引玉。

病案1. 刘某，女，61岁，陕西中医学院职工家属。

1990年3月11日初诊：头痛头晕头胀手麻已10余年，右腿痛，右耳鸣，睡眠差，精神萎靡，腰膝酸软，BP 23.94/13.3kPa（180/100mmHg），舌色紫黯，脉弦，曾服不少中西药，症状时轻时重。

［辨证］阴虚阳亢，肝风兼有血瘀。

［治法］平肝，滋阴潜阳，熄风化瘀。

［方药］菊花12g，川芎10g，牛膝15g，磁石30g（先煎），丹参15g，豨莶草30g，赤芍10g，路路通15g，僵蚕10g，生地12g，夜交藤30g，生龙骨30g（先煎），6付，水煎服，每日1剂。

1990年3月25日二诊，症状如前，仍用上方加天麻10g，姜黄10g。

1990年10月21日：上方服20余付，诸症减轻，遂未再服药，半年来头又胀痛，双手发麻，睡眠差，耳鸣，脉沉细，舌质黯少苔，血压又达以前高度。

［方药］炙黄芪30g，当归12g，川芎10g，赤芍10g，桃仁10g，红花6g，地龙10g，炒枣仁30g，夜交藤30g，川牛膝15g，磁石30g，生龙牡各30g，豨莶草30g，生山楂15g，6付，水煎内服。

1990年10月28日：服上方后头痛减，睡眠改善，仍手麻、耳鸣、心慌、胸闷、舌淡苔薄白、脉弦细。仍用上方加栝楼15g，天麻12g，蝉蜕6g，去牡蛎。

1990 年 11 月 25 日：头痛大减，手麻减轻，耳鸣已不发生，自觉诸症大减，唯因感冒求治，仍以上方加葛根、菊花、薄荷、丹参等加减，血压18.7/12kPa。并嘱长服杞菊地黄丸与复方丹参片以巩固疗效。

【按】此证先以滋阴潜阳化瘀为主法，后以益气活血平肝潜阳兼安神为主，用药后均有显效，但由于年岁较大，除高血压外还有心、脑等部病变，故需抓住主症，兼顾次症，坚持用药，待血压下降后，又以补肾活血以资巩固，防止复发。

病案 2. 邓某，马来西亚庄氏集团总经理，华人，男，46 岁。

1993 年 9 月 11 日：自诉 1 年前因吃海鲜、喝酒后胸痛，经当地检查诊断为"冠心病"，同时查血压 21.28/11.97kPa（160/90mmHg）。此后一直胸痛，严重时不能平卧，有时两胁疼痛，偶向背部放散，体胖，大便常干，舌体胖苔白有齿痕，脉弦而虚。

[辨证] 心肾两亏，肝气郁滞。

[治法] 调补心肾，舒肝活血。

[方药] 全栝楼 15g，薤白 10g，西洋参 60g（另煎），麦冬 10g，五味子 10g，杜仲 12g，寄生 15g，丹参 15g，赤芍 10g，鹿衔草 15g，香附 10g，豨莶草 30g，生山楂 15g。

该患者回国后，坚持服用此方 1 月余，写信来说，非常有效，心前区已不痛，血压下降，问是否可以做成丸药常用。据此方加天麻 10g，草决明 15g，嘱可做成丸剂坚持服用。半年后来信云，一如常人，身体健康，精力充沛。

【按】此病人既有高血压，又有冠心病，其胆囊炎也未能排除，所以辨证时三方面均应考虑到。方中用栝楼、薤白宽胸散结，西洋参、麦冬、五味子益气养阴，杜仲、桑寄生、鹿衔草补益肝肾，丹参、赤芍、生山楂活血化瘀，香附理肝气之郁，豨莶草降血压之用，且方中生山楂、鹿衔草、丹参等可以降血脂，后加天麻以平肝止眩，草决明清肝降脂。整个方剂兼顾三病，补泄结合，药性平缓不峻，久服效果明显。高血压只是一个现象，其内在原因是十分复杂的，七情长期失调、肾中阴精不足、脾虚痰阻、血脉瘀滞均可导致此病，临证必须仔细辨别，方不致误。

肺 痿

王某，女，30 岁。咸阳市某厂工人。

初诊（1978 年 11 月）：因患肺部感染，后渐觉胸闷，气短，咳嗽，憋气，经某医院拍片确诊为"左下肺不张"，令其手术治疗，患者及家属不同意，故转中医诊治。诊见手足心发热，腰疼腿酸，饮食减退，四肢无力，月经不调，经色发暗，挟有瘀块。观其面黄肌瘦，两颧独红，精神萎靡，舌红黯，舌底舌边有散在瘀点。脉沉细略数。

[辨证] 肺阴亏损，瘀痰阻络。

[治法] 滋补肺阴，宽胸化痰，活血祛瘀。

[方药]（1）百合 12g，百部 10g，桔梗 10g，川贝母 10g（冲），枇杷叶 10g，栝楼 15g，薤白 10g，桃仁 10g，红花 10g，赤芍 10g，丹参 15g，郁金 10g。每日 1 剂，水煎 2 次和匀，早晚分服。

（2）丹参注射液，每日 2 次，每次 2ml 肌内注射。

上方初服有效，遂稍又加减，坚持服用 50 余剂，肌内注射丹参注射液 60 余支，即诸症消除，拍片复查证明痊愈。

【附记】《金匮要略》云："肺痿之病，重亡津液故得之"。《临证指南医案》邹时乘按："肺热干痿，则清肃之令不行，水精四布失度，脾气虽散，津液上归于肺，而肺不但不能自滋其干，亦不能内洒陈于六腑，外输精于皮毛也，其津液留贮胸，中得热煎熬，变为涎沫，侵肺作咳，唾之不已"。可见，肺痿多由燥热熏灼、津炼为痰所致。但此例除上而外，瘀血征象显然。分析良由津伤痰凝，久病入络，肺络瘀滞，痹郁不宣而成。故处方以百合、百部、川贝、栝楼、薤白润肺开胸化痰；桃仁、红花、丹参、赤芍活血化瘀通络；另用郁金、枇杷叶、桔梗宣上焦之痹郁；以使肺津滋，肺热清，痰浊化，瘀血祛，肺痹开，宣降有序，故病告愈。

肺 痨

张某，女，29 岁，农民。

初诊（1965年1月2日）：患者1964年9月曾患秋瘟时疫（钩端螺旋体病），经中西医抢救治愈后，身体一直不能恢复。初觉头昏、咳嗽、盗汗、时有寒热，食欲不佳。当初以为大病后气血双虚，故只作一般药物及饮食调理，使病情日益加重。除上述症状外，且时作胸痛，痰中偶带血丝，困倦无力，骨蒸，月经不调，血色黯红有紫黑色小块。诊见：面白颧赤，口干咽燥，唇、舌红，脉细数，经透视诊为"右上肺浸润型肺结核"。

[辨证] 气阴两虚，兼有瘀滞。

[治法] 养阴除蒸，润肺化痰，活血化瘀。

[方药] 百合12g，黄芩10g，沙参12g，栝楼15g，麦冬12g，胡黄连、川贝母（冲）、当归、生地、丹皮各10g，百部12g，丹参30g，鳖甲、焦楂各15g，茜草炭10g。

[服法] 每日1剂，水煎2次合匀，早晚分服。

以此方为基础，稍有加减，先后共服百余剂。在此期间，尚连服异烟肼，间服对氨水杨酸片，因链霉素过敏不能用。病情基本稳定，咳血停止，诸症均减。除从饮食方面加强营养外，中药以滋养肺阴，兼顾脾胃，除瘀和血之品做成丸药，以巩固疗效，以后逐渐好转，症状消失，病灶钙化而痊愈，至今良好，再未复发。

【附记】肺结核中医称"肺痨"，乃因气阴不足，邪乘虚入，传染为痨，故有"痨证有虫，患者相继"之说。《古今医统》说："凡此诸虫，着于怯弱之人，日久成痨瘵之证"。临床上它以咳嗽、骨蒸、盗汗、疲倦、食少、消瘦，甚则咯血等为主证。其辨证多从肺阴亏损，气阴两虚，肺脾气虚等方面考虑，从而治则也就从养阴润肺，益气健脾等方面着手。但考虑本例患者，乃系热病日久，灼伤阴津，病久入络，故而有瘀，除用滋阴润肺兼有养血之百合固金汤加减外，并重点加用如丹参、丹皮、茜草、焦楂、胡黄连等活血化瘀、清热凉血之品，以使热清、瘀行、阴复而愈。

大　咯　血

喉部以下，呼吸道任何部位的出血，经口腔排出，称为咯血，通常先有喉部发痒或不适感，然后咯出鲜红色血液与痰相混，内含小气泡。临床以肺结核、支气管扩张最为常见，中医常分为肺热壅盛、虚火上延、瘀血内阻等证型进行辨证论治。有些大咯血，非止一种原因，咯血时间长，咯血量多，治疗比较困难，值得深入探讨其病因及证治。

病案1：朱某，女，42岁，干部。咸阳某保厂。

1988年5月10日初诊，患者自1984年起，每逢5～7月即出现发作性规律性咯血，时轻时重，多则1次咯血达300ml。4年内每发作均去西安某医院住院治疗，曾怀疑"支气管扩张"，终未确诊。7月后咯血自行停止。1988年5月3日，咯血又发作，经住院用输血、止血等法治疗，咯血不能控制，请中医诊治。症见咯血量多而频，色鲜红，颜面苍白，头晕乏力，口干，手足心发热，烦躁失眠，舌淡胖有齿痕，舌边有散在瘀斑，苔薄白，脉沉细涩无力。

［辨证］气阴不足，瘀阻肺络。

［治法］益气滋阴养肺，化瘀止血。

［方药］桃仁10g，红花10g，当归12g，生地12g，白芍15g，丹参15g，川牛膝12g，三七3g（冲服），党参15g，阿胶10g，沙参15g，玄参15g，小蓟12g，旱莲草15，焦山楂10g。

1988年5月17日二诊：服上方6剂后，咯血量、咯血次数明显减少，但仍感头晕乏力，手足心热，烦躁失眠。继用上方加五味子10g，6剂。

1988年5月24日三诊：服上方后咯血停止，精神好转，睡眠改善，舌淡胖有齿痕，脉沉细。守方继服，至6月22日再诊时，患者精神明显好转，面色红润，与以前判若两人。随访2年，一直未发。

【按】此案每年5～7月定时发病，有明显的时间（季节）节律，此时春旺阳升，似与木火刑金有关。患者咯血色鲜红，口干，手足心热，烦躁失眠，脉沉细，属阴虚火旺兼肝火之象，但又咯血量多，颜面苍白，头晕乏力，舌淡胖有齿痕，脉细而无力，似有气虚不摄之象，舌边有瘀斑，脉象兼涩，则因瘀而血不循经甚明显，故以桃红四物汤去川芎之辛以为养血活血之根基，党参、沙参、玄参益气养阴清热，川牛膝活血兼引血下行，丹参、三七、小蓟、阿胶、旱莲草、焦山楂化瘀止血。前后治疗不到1个月，而5年之沉疴痊愈。说明大咯血虽病因复杂，证非单一，虚实夹杂，前后错综，但只要仔细辨析每一个症状，反复思忖，一定能理出头绪，逐渐治愈。

病案2：葛某，女，35岁，陕西省咸阳市郊区农民。

1988年11月20日初诊：10天前突然发生大咯血，色鲜红，多则1次咯约200ml，去西安某医院住院治疗，怀疑"支气管扩张"，经用多种止血药物，咯血不止。刻诊：咯血量多，色鲜红，精神不振，两胁胀满，心烦易怒，时有干咳，咽干，舌边尖红，少苔，脉弦数。

[辨证] 肝肺郁火，灼伤肺络。

[治法] 清肝泄肺，养阴止血。

[方药] 黄芩10g，山栀10g，桑白皮10g，玄参15g，麦冬12g，生地10g，百合12g，白及10g，生甘草6g，6剂，清水煎服。

1988年11月28日二诊：服上方6剂后咯血停止，精神好转，但仍感胁胀，咽干，心烦易怒，舌边尖红，脉弦略数。方已对证，继以上方加香附12g，五味子10g，6剂。

1988年12月4日三诊：再未发咯血，心烦胁胀明显减轻，继用上方6剂，至12月11日再诊时，诸症痊愈，随访2年未发。

【按】此证与病案1明显不同。此证咯血而量多色红，伴烦躁易怒，舌边尖红，少苔，脉弦数，显系木火刑金，灼伤肺络，同时有肺经郁热，热盛伤阴症状，故用黄芩、山栀、桑白皮清泄肝热肺火，玄参、生地、麦冬、百合养阴清热，白及收敛止血以治标，生甘草清热泻火而调药，故诊治4次服药20余剂而获根治。

虚　痨

刘某，女，47岁。咸阳市某厂检验工。

初诊（1971年3月）：初觉身困乏力，食欲不振，头晕恶心，逐渐加重，遂至头晕旋转呕吐不止，需卧床休息方减。平时伴见腰酸腿软，小便频数清长，晨起则舌干涩无味，口干不想喝水。月经量多色淡，挟有黑血块，白带多而清稀，遂在西安某军医大学、某医学院等医院诊断治疗，查红细胞210万个/立方毫米，血色素6g，白细胞2100个/立方毫米，血小板7万个/立方毫米，经数次骨穿后被确诊为"再障"。患者附近有人曾患此病，虽住院治疗仍不免于死亡，故病人执意不肯住院，要求中医诊治。诊见面色㿠白而晦暗，眼睑色淡目无神，舌极淡而暗，脉极沉而弱。

[辨证] 气血大虚，肾气亏耗，兼有瘀血不行。

[治法] 益气生血，滋肾温阳，佐以活血化瘀。

[方药] 炙黄芪30g，当归12g，鸡血藤30g，枸杞12g，桑寄生15g，制首乌30g，鹿角胶12g，巴戟天12g，桂枝6g，川芎10g，丹参30g，炙甘草6g。

[服法] 每日1剂，水煎2次合匀，早晚分服。

上方初服有效，诸证减轻。略有精神，即守原方原法略事加减，如淫羊藿、肉苁蓉、白芍、焦楂、熟地、女贞子等，坚持治疗1年（未用西药及输血），服药300余剂，并辅以饮食治疗，诸症均减，尚可工作半天。查红细胞290万个/立方毫米，血色素8.5g，白细胞3200个/立方毫米，血小板10万个/立方毫米。患者信心百倍，坚持服药3年，每年服药100余剂。至1975年已能上全天班，自坚持每年服半年的药（150剂左右），现外观如无病之人，红细胞、白细胞、血小板基本控制在正常范围以内。1981年8月15日随访，虽精神尚可，坚持上班，但久未服药，故平时略觉困倦，三系细胞又有所下降，复嘱以原方稍事加减继续服用。

【附记】原发性再障，属于现代医学造血系统的疑难病之一，疗效很不理想。但此患者从中医辨证，属脾肾两虚，瘀血阻滞。脾主运化，脾气大虚则化源不足，生血不能，肾藏精主骨，肾气大亏则骨髓空虚，精不化血；血喜流通，气虚阳弱血少，鼓动无力，瘀血阻滞则新血不生。且瘀血内阻而津血不布，脾肾更虚，脾肾虚弱而气血不充，瘀血更甚，从而造成恶性循环。故处方既不能纯用滋补，更不能单施活血，而以炙芪、当归、鸡血藤益气补血；寄生、枸杞、首乌、巴戟、鹿角胶补肾生髓；丹参、川芎、桂枝活血通脉；甘草调合诸药，从而使瘀去、气充、肾固，生血功能渐复而病渐趋愈。据此可以推测，以补脾肾、祛瘀血着手，可能是中医治疗再障的一条可参考的途径，供同道共同验证和提高。

怔 忡

王某，男，50岁。某油田干部。

初诊（1975年3月）：半年来常觉心悸怔忡，坐卧不安，烦躁不安，胸闷气短，有时突然发病，汗出如滴，心下筑筑然，瞀乱不堪，不能自制，需急捶胸出室，展其气机，过后如常。食欲欠佳，血压不稳定。经治，病情有增无减，特找中医诊治。问其主证同上，诊见舌红黯，苔略腻，脉弦硬略数。

[辨证] 瘀血阻滞，胸阳不展，肝气不疏，气血逆乱。

[治法] 活血祛瘀，开胸化痰，疏肝理气，养血潜镇。

[方药] 柴胡6g，黄芩10g，赤芍10g，郁金12g，当归10g，丹参30g，桃仁10g，红花10g，生山楂30g，生龙骨30g（先煎），生牡蛎30g（先煎），栝楼20g，薤白10g。

[服法] 每日1剂，1剂2次，水煎服。

丹参注射液，每日两次，每次2ml，肌内注射。

上方据病机稍事增减黄芪、川牛膝、草决明、枳实、麦芽、佛手等，经治两个月，病情逐渐减轻而愈。1980年8月16日随访，自愈后一直未犯病，精神焕发，体健而胖，饮食增进，一切正常。

【附记】《血证论》云："血虚则神不安而怔忡，有瘀血亦怔忡"、"怔忡……凡思虑过度，及失血去血过多者，乃有此虚证，否则多挟痰瘀，宜细辨之"。本例瘀邪交结，遏闭心阳，心气心血受阻，则心悸怔忡诸证由生。肝气郁结，气血逆乱，疏泄失常则烦乱，汗出诸症皆现。病由瘀、痰、气而得，故施活血化痰、疏肝理气、宁心镇潜而愈。

不 寐

例一：刘某，男，31岁。某县委干部。

初诊（1973年1月10日）：情绪怫郁，思虑过度，致不能安寐已半年余，近来病势剧增。头掣痛紧箍，时而眼球呆滞，周身发麻，筋惕肉瞤，健忘，纳差，善太息。经中西医治疗，效果不显。诊见：面色青，舌黯红，脉弦硬。

[辨证] 风阳上扰，气血瘀滞。

[治法] 平潜肝阳，和血化瘀。并作思想开导工作。

[方药] 羚羊角3g（先煎），钩藤12g，丹参30g，桃仁10g，红花10g，赤芍12g，郁金12g，生龙齿30g（先煎），琥珀6g，山楂15g，茯苓15g，夜交藤30g。

[服法] 每日1剂，水煎分两次服。服15剂。并每日肌内注射丹参注射液2支（共用30支）。

复诊（1973年3月1日）：经上方调治，情绪好转，夜寐尚安，食欲渐增，唯觉头时作胀，面色稍转华润，舌稍黯，脉和缓。仍予原方出入数剂，以善其后。

1973年4月3日随访，诸症临床治愈。

例二：侯某，男，40岁。户县某研究所干部。

初诊（1977年2月23日）：自去年元月开始，情绪不宁，悲伤至极，夜间少寐，至4月份彻夜不眠，记忆力极度减退，不欲言语，胃纳大减，头部麻木，周身发胀，且时有抽痛，伴见胸胁胀痛，神疲乏力。曾先后按"癔病"、"神经官能症"等治疗，用中西药（脑功能恢复液、朱砂安神丸及其他镇静剂）及针灸治疗，功效不显著。诊见：面黄肌瘦，舌质黯，脉沉涩。

[辨证] 气滞血瘀，心神受扰。

[治法] 活血化瘀，安神镇静，调其气血，和其阴阳，并予说服开导，解除顾虑。

[方药] 丹参30g，琥珀6g，夜交藤30g，郁金12g，赤芍9g，磁石24g（先煎），远志6g，五味子9g，枸杞9g，山药24g，合欢花15g，桂枝6g。

并先后加用玉竹、炒枣仁、麦冬、甘草、山楂、制大黄等。

[服法] 每日1剂，水煎分两次服。

先后服用80余剂，病情逐渐好转，从6月份开始每晚即可熟睡7~8小时，面色、食欲、精神、脉舌等基本正常，唯记忆力稍差。继续按上方稍加减，以巩固疗效。1978年初已恢复健康，至今尚好。

【附记】不寐之因，虽有多种，概言之，一为实证，一为虚证。然临证每多兼挟，往往虚实互见，错综复杂，不能不详为辨析。如本例既有神疲乏力、不寐、面黄肌瘦、纳呆等心脾两亏的见症，又有胸胁胀满，头身麻木掣痛，脉沉涩，舌质黯等气滞血瘀的现象。故察前后治法，始终标本兼顾，虚实同治。

丹参治疗失眠及属于精神病疾患，古书已有记载，《本草求真》曰丹参"破心包血瘀，安神志"，今人也屡有报道。我凡遇此类病证，已为首选和必用药，因其味苦，性微温无毒，主入心、肝经。有活血祛瘀，安神宁心的作用，故对惊悸不眠等证用之最为合适。况且药源丰富，价钱便宜，疗效显著，所以单味也用，复方更宜，不仅内服，亦可肌内注射。

心悸不寐证

陈某，女，41岁。某无线电元件厂工人。

初诊（1980年4月17日）：1979年2月发病，始觉心慌气短，喉干声哑，渐至心慌心跳，胸闷气憋，彻夜失眠，烦躁不安，好发脾气，无故打骂小孩，想哭想闹，眼球突出，视物模糊，身体日渐消瘦，3个月内减少20余斤，月经紊乱、量少，色黑以至经闭。经西安某医院确诊为"甲状腺功能亢进"，并收入住院，以甲亢平（卡比马唑）、他巴唑（甲巯咪唑）、谷维素等治疗4月余见效不显，反而觉得服他巴唑（甲巯咪唑）等药愈加难受，即出院转中医治疗。诊脉弦细数，观舌紫黯少苔。

[辨证] 肝气郁结，阴虚火旺，气滞血瘀。

[治法] 滋阴降火，疏肝潜阳，理气活血。

[方药] 沙参15g，玄参15g，夏枯草15g，龙齿30g（先煎），丹参30g，泽兰10g，决明子30g，焦楂15g，栝楼15g，薤白12g，川牛膝15g，益母草15g。

[服法] 每日1剂，水煎分2次服。肌内注射丹参注射液，每日2支。

上方连服20余剂，诸证减轻，睡眠好转，眼不花，喉不干，心不烦。

查：基础代谢率正常。即以原方稍事加减，根据病机先后曾增入过菊花、桔梗、郁金、赤芍、夜交藤等，服用 100 余剂。且连续注射丹参注射液 60 余支，诸证消失，月经正常，体质好转，能全天上班并可料理家务。

【附记】中医虽无"甲亢"的病名，但辨证属一派肝阴不足，肝火偏亢，肝气郁滞，瘀血内阻的征象。分析乃由：七情内郁，肝气不疏，日渐郁而化火，煎熬阴液，致阴亏血滞，且疏泄失职，调血失司，故瘀血渐成。处方取沙参、玄参滋肾水补肝阴；夏枯草、龙齿、决明子清肝火、潜肝阳；丹参、益母草、泽兰、焦楂活血化瘀；栝楼、薤白开胸理气。药虽平常，但能合病机，故坚持多服告愈。

惊　悸

刘某，男，21 岁。某学校学生，宝鸡县北国公社人。

初诊（1975 年 4 月 25 日）：患者于 1974 年 12 月 25 日因患感冒后胸痛，经治未愈。听别人乱讲其病难好等话，并联想其兄于 1967 年因患中毒性肺炎死亡一事，遂怀疑是肺结核、胃癌等病，日夜焦虑不安，症情日益加重，饮食减少，面黄肌瘦，于 1975 年 1 月 17 日突然两次出现精神呆滞，并伴出汗，自述："心里明白，身不自主"，五六分钟即行缓解。曾用西药片（药名不详），中药安神补心丸等药有效。于 2 月份再次发作，曾在西安某医院住院，服西药及用电兴奋等治疗不显著，故退学回原籍休息治疗，经在当地治疗亦无显著改变。我接诊时，患者面色青黄，身困多汗，心悸神疲，头部麻木，胆小易惊，畏见熟人，常欲自杀，自觉耳旁人言："病好不了，不如死了"。食欲不振，强食则胃中作酸，并胁腹发胀，并觉胸部刺痛，气短呵欠，叹息频作，大便时干时稀。舌质暗，舌下静脉曲张，脉沉弦而涩。

[辨证] 焦虑日久，肝郁气滞，心气耗散，脾气亏损，血瘀不行。

[治法] 益气疏肝，活血化瘀，养心安神。

[方药] 黄芪 18g，党参 15g，枳壳 12g，郁金 12g，白芍 12g，丹参 30g，琥珀 9g，红花 9g，川牛膝 9g，龙齿 30g（先煎），菖蒲 9g，炒枣仁 18g，远志 9g。

[服法] 每日 1 剂，水煎分 2 次服。同时作耐心的思想工作，以解除

其顾虑。

复诊（5月4日）：上方服5剂，药后焦虑、胸痛呈间歇性发作，其他诸证均较前减轻，舌下静脉曲张已有改变，脉涩现象亦明显好转，于原方去牛膝加磁石30g（先煎），焦楂15g，黄芪易为30g，服法同前。

三诊（5月10日）：上方服6剂，精神转佳，自己能诉病情，其他头昏困倦，烦躁胆怯等症均好转，脉舌已基本正常，唯常腹胀，知饥食少，能睡易醒，故用5月4日方黄芪减为15g，党参减为9g，去菖蒲加佛手12g，后仅在家调治月余而复学，后分配工作，至今甚好。

【附记】本例是"精神分裂症"，属祖国医学"惊悸"、"癫证"范畴。患者初因情绪怫郁，焦虑恐惧，耗伤心气，继而气滞血瘀，心脾失常，神志不宁，遂致出现一系列精神症状。初病在气，久病入络，既有正虚的一面，又有邪盛的一面（指气滞、血瘀），故治疗扶正祛邪兼并。对于精神系统疾病，在治疗过程中，还必须针对患者的实际，做耐心细致的思想工作，以鼓励战胜疾病的信心。

狂　　证

马某，男，40岁。某县大王公社社员。

初诊（1973年8月）：患者素性急躁，刚直，因和别人争吵生气后，即觉头昏脑胀，头木发麻，语言不利，后即神志不清，胡言乱语，坐卧不宁，经用镇静剂后稍安，但过后依然如故。诊时，面色黯红，目赤晴呆，语无伦次，狂乱不安，大便干结，小便黄赤，脉象弦数。舌质红赤，舌下有瘀点。

［辨证］肝郁气滞，痰瘀交夹。

［治法］疏肝解郁，涤痰化瘀。

［方药］丹参30g，郁金12g，桃仁10g，赤芍12g，礞石15g，川贝10g（冲服），黄芩10g，青皮10g，沉香15g，芒硝10g（冲服），大黄15g。

［服法］每日1剂，水煎分两次饭前服。

上药3剂大便已通，较前安静，再服3剂，诸证大减，遂改为理气化痰安神之剂善后，并作思想开导工作而收功，至今未曾复发。

【附记】《证治要诀》云："癫狂由七情所郁"。《医家四要》载："狂之为病，多因痰火结聚而得。"此证除以上两因外，舌红见有瘀点，热瘀内阻之症显然。分析实因素体阳气偏亢，加以情志不遂，怒则气上，血随气逆，升而不降，聚而为瘀。且气郁不疏，郁火内生，炼津为痰，痰火、瘀血交结不解，阻于心脑，故狂症乃作。处方以舒肝解郁，清火涤痰，活血化瘀，且予精神诱导。药投病机，法顺病情，故狂证告愈。

肝　郁

段某，男，30岁，医生。

初诊（1977年2月）：两年来常觉身困乏力，纳差腹胀，大便不畅，口苦溲黄，胸闷气短，胁下胀痛不舒，经查转氨酶增高（500单位以上），用多方治疗并间断休息而持续不降，上述自觉症状始终未减。观其面色青黄，精神不振，舌暗苔白略厚，脉沉弦略硬。

[辨证] 肝气不舒，血行受阻，脾湿不化，热毒渐生。

[治法] 疏肝理气，活血祛瘀，化湿扶脾，佐以清热解毒。

[方药] 柴胡10g，香附12g，郁金12g，延胡索12g，丹参30g，赤芍10g，山楂30g，佛手10g，麦芽12g，川楝子10g，板蓝根30g，生草6g。

[服法] 每日1剂，水煎分两次服。

丹参注射液，每日2次，每次2ml，肌内注射。

山丹糖浆（陕西中医学院附属医院自制药，由丹参、郁金、山楂、草决明、红白萝卜汁等组成）按说明间断服用。

上方治疗一周，证状减轻，精神好转，遂守法以上方略事加减，治疗两月，症状全消，脉舌正常，转氨酶下降，后再未治疗，全天上班，至今未犯。

【附记】本例通过辨证施治，在两调肝脾的基础上，注重瘀、毒内聚的病机，将丹参、山楂、板蓝根之量各用至30g，以活血化瘀，清热解毒，从而使瘀毒祛，肝气疏，脾气调而诸证痊愈。至于瘀毒内聚是否是转氨酶升高的根本原因？活血化瘀、清热解毒法有否降转氨酶作用？有待进一步探讨和研究。

积　聚

张某，女，30岁。兴平某厂检验科。

初诊（1980年3月28日）：自述1975年曾患急性黄疸性肝炎，于某县医院住院治疗好后，常觉乏困无力，颜面、下肢浮肿，劳则加重，食欲不振，腹部胀满，连及两胁，大便不调，时干时稀，小便量少，月经推后量少。虽经治疗，但症状改变不显。至今年元月以来，两胁下自觉饱胀支撑，隐隐作痛，部位不移，且腹胀日渐加重，时有振水音，饮食明显减少，易动气烦躁，面部发暗而青，形体消瘦。查肝功见：黄疸指数正常，谷丙转氨酶175单位，麝香草酚浊度试验9单位，硫酸锌浊度试验19单位。血清总蛋白量7.60g%，白蛋白3.55g%，球蛋白4.05g%，肝大肋下1cm，剑下2.5cm，脾脏增厚4cm。遂经某县医院诊断为"早期肝硬化"，因治疗效果不理想，故转中医诊治。诊见患者面色萎黄晦暗，形体消瘦，腹稍膨隆，肝区压痛明显，脾大可及，质硬，触则疼痛，下肢浮肿，舌质紫黯，舌底有瘀丝，苔薄白，脉沉弦无力。

[辨证] 肝气郁久，血瘀不行，损及脾气，发为积聚。

[治法] 健脾益气，疏肝化瘀。

[方药]（1）炙黄芪15g，白芍12g，三七3g（冲服），郁金12g，丹参15g，香附10g，白术10g，当归10g，茯苓15g，山药20g，白茅根30g，炙草6g。每日1剂，水煎分两次服。

（2）伤湿止痛膏撒少许七厘散外贴两胁下。

（3）丹参注射液50支，每日一次，每次2支，肌内注射。

以上方法，内外合治，坚持用药25天后，自觉诸症减轻，浮肿消失，精神好转，饮食增加，可上半天班。遂于4月25日去某医院复查肝功：麝香草酚浊度试验3单位；硫酸锌浊度试验11单位；谷丙转氨酶76单位。血清总蛋白7.65g%，白蛋白4.15g%，球蛋白3.50g%。超声波复查肝上界由第5肋下降至第6肋，下界肋下未探及，剑下2cm，脾不肿大。即以前次方药稍事化裁嘱继续服用。至6月3日复诊，诸症痊愈，肝功化验正常。5月份已上全天班，嘱停药观察，并注意劳累和生活事宜，保持情绪舒畅。

【附记】肝胆湿热，治不彻底则郁遏肝气，肝气郁结，日久及络，则血瘀不行。又肝气犯脾，脾气亏损，则脾运失职，故发为肝脾不调之证。进而瘀结日甚，脾气日耗，遂成顽疾积聚。据病机，治从益气健脾，理气活血着手，并兼以补母固肾，养子宁心。扶正祛邪，攻补兼施，内外合治，且坚守一法，效不更方，俾瘀化正复而积聚告愈。

臌　胀

李某，男，59 岁。扶风县揉谷公社社员。

初诊（1978 年 4 月 30 日）：诉腹胀胁痛半年余，近 1 月来病情加重，纳食锐减，肢软无力，头昏消瘦，渐而小便黄少，大便稀溏，腹部膨大，青筋暴露，气急不得平卧，下肢浮肿，面色青黄灰暗，两耳枯槁，肌肤甲错，毛发憔悴。舌紫苔白，舌下静脉曲张，两侧边缘可见十余个紫黑瘀点，脉沉弦硬。超声波检查有腹水。

[辨证] 脾土虚弱，血瘀水结。

[治法] 健脾益气，化瘀行水。

[方药] 黄芪 15g，白术 12g，茯苓 15g，丹参 18g，三棱 9g，山楂 15g，延胡索 9g，白花蛇舌草 30g，泽泻 12g，葶苈子 12g（打），白茅根 30g，生甘草 6g，佛手 12g，大腹皮 12g，车前子 9g。

[服法] 每日 1 剂，水煎分两次服。

复诊（5 月 16 日）：上方共服 14 剂。服至 7 剂时，小便增多，腹胀渐减，再服 7 剂，食量渐增，诸证好转。舌尖略红苔白，舌下瘀点渐隐，脉沉弦。病有起色，守前法出入（上方去生甘草加鳖甲 15g）。

三诊（8 月初）：前方继服 10 余剂后停药，尿量显著增加，腹水已无，腹胀大减，精神显著好转，且可参加轻微劳动。

四诊（1979 年 3 月 5 日）：近 1 月来劳作过度，旧疾复发，腹胀不适，右肋隐痛，胃纳甚差，口臭，小便短少，大便不爽。舌尖红，舌底瘀点满布，脉沉略弦。超声波检查：肝肋下 2.5cm，密集微小波，脾侧卧 10cm，腹水证（＋）。仍遵前法予以调治。

[方药] 黄芪15g，云苓15g，茵陈30g，郁金12g，白茅根30g，白花蛇舌草30g，丹参30g，焦楂15g，大腹皮15g，三七3g（冲服），葶苈子12g，赤芍12g。

[服法] 每日1剂，水煎服。

并每日肌内注射丹参注射液4ml。

五诊（1979年4月5日）：上方连服10剂，肌注丹参针30余支，腹胀大减，二便自如，又能参加轻微劳动，唯纳食量少乏味，舌质稍淡，舌下瘀点减少，脉象同前。超声波检查：肝脾肋下未及，密集微小波，腹水证（＋）。于前方去茵陈、三七，加白术12g，鸡内金9g（冲服），继续调治。1980年2月29日获悉：经调治，基本治愈，并能参加生产。1979年底因劳作过甚，加之生气，故前病又发，仅在家中调治，不愿出外诊治，遂于1980年2月18日病故。

【附记】臌胀为内科四大难症之一，以其本虚标实，攻补两难，向称难愈之症。本例是肝虚脾弱，气聚血结，营络瘀阻，故脘腹痞胀，右胁疼痛；脾失健运，水谷精微不能运化，水反为湿，谷反为滞，而腹胀便滞；水湿漫无统制，加以气机窒塞，营络瘀阻，遂致腹大肿满，发为臌胀。又据其脉舌之瘀血见证，故立攻补兼施之法，着重化瘀利水，辅以健脾益气，而获近效。如果单纯利水，而不注意益气化瘀，虽投大剂通利小便，甚至用峻剂逐水，亦难使小便通畅，腹水消退。本证易反复，故坚持治疗和注意劳作，忌戒烟酒，保持情绪舒畅实属必要。

奔豚气

高某，女，33岁。米脂县某公社社员，咸阳纺织某厂家属。

初诊（1978年9月7日）：腹痛时作，冬季多犯，犯则如物上冲胃脘，疼痛难忍，多年经治未愈，平素头昏头痛，疲乏，便干，极易感冒，月经量多有黑色血块，舌黯苔薄白，脉沉涩。

[辨证] 肝郁不疏，气滞血瘀。

[治法] 疏肝理气，活血化瘀。

[方药]（1）郁金12g，香附10g，延胡索10g，枳壳12g，川芎12g，

桂枝 10g，丹参 15g，当归 10g，赤芍 10g，桃仁 10g，红花 10g，生甘草 10g。水煎服，每日 1 剂，分两次服。

（2）丹参注射液 2 支，肌内注射，每日 1 次（4ml）。

（3）伤湿止痛膏数张，贴痛处。

上方 10 剂，肌注丹参 20 支后，腹已不疼，头昏已止，月经量及血块亦减少，大便正常，舌略红苔薄白，脉沉缓，大病已退，正虚初现。原方去红花加黄芪 15g 以善其后。

【附记】《金匮要略·奔豚气病脉证治》第八第二条指出："奔豚气上冲胸，腹痛，往来寒热，奔豚汤主之"。本证临床表现，符合奔豚气病，但病名虽一，病机各异，《金匮要略》所指奔豚病机为肝郁气滞，化热上冲，故以奔豚汤下气缓急，和血调肝，清热降逆。此患者其他现象与《金匮要略》所述基本相同，但未见寒热而有瘀血之证，故虽名"奔豚"而未用奔豚汤，只用疏肝下气，活血化瘀之法而愈。奔豚气较为难治，除用药外，使患者心情舒畅，消除顾虑也是重要的一环。本例患者除内服汤剂，肌内注射丹参液外，另外贴伤湿止痛膏亦有作用。我在临床中对多种痛证（特别是属于寒、积、郁、气、血等的）皆配合伤湿止痛膏外贴（或撒敷七厘散），往往收到较好效果。

浮　肿（一）

张某，男，40 岁。陕棉某厂干部。

初诊（1975 年 4 月 25 日）：全身凹陷性浮肿 15 年，近 3 年加重。一般早晨面部为甚，午后下肢较重而面部减轻，诊时面部浮肿发亮，额部皱纹消失，两腿肿胀如泥，身困乏力，项强，腿麻，腰痛，心慌，心烦，胸闷，饮食无味，时口苦，喜甜食，过食厚味则小便混浊，小便急，时色黄，大便尚可，诸证劳累则剧，倦卧稍安。

3 年前因病轻未予重视，近 3 年来，经检查，尿常规未发现异常，服双氢克尿噻、济生肾气丸、养血安神片等药，当时有效，停药则发。脉沉涩，舌黯红，舌下有瘀点。

［辨证］脾肾两虚，气虚血瘀，瘀阻水停。

[治法] 补气利水，行瘀活血。

[方药] 黄芪30g，桂枝9g，白术9g，茯苓15g，猪苓12g，白茅根24g，丹参30，赤芍9g，益母草30g，当归9g，红花9g，鸡血藤30g，枳壳12g。予6剂。

[服法] 水煎服，每日1剂，分两次服。

复诊（1975年5月20日）：面部、下肢浮肿减轻，额部皱纹出现，行走稍感轻松，睡眠较佳，大便自调，小便次数增加，量稍多，唯两手感冷痒麻木，下肢有虫行蚁走感，舌下瘀点隐现，脉右沉缓，左沉涩。此气血通行，水湿已运，治法同前，继用上方，去枳壳加山楂以活血消食，增强饮食。

三诊（1975年7月13日）：上方继服16剂，精神好，食欲佳，面部已不肿，唯劳累后面部仍感发紧，现四肢末梢麻木。脉沉缓不涩，舌质正常。诸症虽已基本治愈，但仍宜调理善后，原方去猪苓加山药15g，再予数剂。

【附记】脾肾为运化水湿的主要脏腑。患者身困乏力，腰痛，全身性浮肿，饮食无味，食厚味则小便混浊，劳累加剧，均系脾肾气虚所致。气为血帅，气虚不仅水湿不运，且血液亦不畅行，日久则有瘀血形成，使气行血运愈为不畅，水湿更为潴留，即所谓"瘀血化水"。患者脉沉涩，舌黯红有瘀点，实为瘀血内阻的有力佐证。故以黄芪、白术补益脾气；当归、丹参、鸡血藤、红花、赤芍、益母草、桂枝以活血祛瘀，通阳化气；枳壳调理气机；茯苓、猪苓、茅根健脾利水。共奏补气活血，化瘀利水之效。三诊时去猪苓之分利，加山药补益脾肾以强本善后。

浮　肿（二）

杨某，男，46岁，医生。

初诊：患者5年来，周身浮肿，伴畏寒，心慌，气短，腰疼，眠差。曾经反复检查，心、肝、肾未见异常，考虑系"血管神经性水肿"。诊见舌色黯紫，舌底瘀点明显，脉沉缓。

[辨证] 脾肾阳虚，中气不足，瘀血不行。

[治法] 温肾健脾利水，补气活血化瘀。

[方药] 淫羊藿、寄生、黄芪各15g，桂枝6g，白术、猪苓、赤芍、桃仁、川芎、红花各10g，茯苓18g，茅根、赤小豆、益母草各30g，降香12g。

[服法] 每日1剂，水煎分两次服。

复诊：服上方15剂后，舌黯转红，瘀点消失，诸证皆退，唯汗与小便多。原方黄芪增为30g，去猪苓加山药15g，以巩固疗效。疗程中曾因进食牛肉致病情出现反复，仍宗上法经治复愈。

【附记】本例患者浮肿延及5年余，迭经检查未找出病因所在，只给予对症治疗，以至病势缠绵难愈。据其脉证，浮肿伴见畏寒，气短，腰痛，舌黯紫，脉沉缓，显系脾肾阳虚，难于温煦机体，蒸化水液，水湿泛滥而成浮肿。病久气虚，不能畅达血行，从而脉络瘀阻，水湿停滞，于是脾肾之阳愈损，病势缠绵反复。故治宜温肾健脾以助水湿运化，益气活血以使气血畅达，从而营卫和调，水行肿消。

古人有水肿忌食牛肉之说，此患者服药期间症状减轻，但食牛肉一次后出现反复，仍守服上方而消退。由此可见，古人所说实有进一步研究之必要。

浮 肿（三）

王某，男，43岁。华县某电厂工人。

半年前曾患急性肾炎，经住院治疗好转后出院，1月后又发，以面部浮肿为甚，伴高血压，心悸，腰痛，疲乏无力。又前往某附属一院诊治，入院检查：血压150/100mmHg，尿：蛋白（＋＋＋），红细胞（＋），比重1.018，透明及颗粒管型0～1；二氧化碳结合力56vol%，非蛋白氮35mg%；眼底检查：视盘边界清，色泽正常，动脉较细，反光增强，静脉扩张，出现动、静脉轻度交叉压迹，动静脉比例1:2，中心反射（＋）。诊断为：慢性肾炎—高血压型。曾选用中西医治疗，上症时轻时重，蛋白尿一直未能消失。

初诊（1978年7月7日）：浮肿，眩晕，昏视已4月，且伴心悸，腰痛腿软，身困乏力。诊见面色萎黄虚浮，舌淡黯，舌底布有瘀点，脉沉且硬。

[辨证] 脾肾两亏，瘀血内阻。

[治法] 益气健脾固肾，活血通络利水。

[方药] 黄芪18g，太子参12g，白术12g，甘草6g，丹参18g，川牛膝9g，赤芍9g，益母草18g，白茅根30g，桑寄生15g，泽泻12g，杜仲15g。

[服法] 水煎服，每日1剂。

复诊（1978年12月15日）：患者先后就诊4次，皆以上方药稍事加减，共服80余剂。现检查：血压130～140/90～95mmHg。尿：蛋白（＋），白细胞少许，红细胞（－），管型（－），自觉症状消失，并于9月份上班至今一切正常，未再复发。舌面淡红，舌下瘀点消退，脉象和缓，予金匮肾气丸以巩固疗效。

【附记】慢性肾炎水肿的发生机制，主要为肺、脾、肾三脏气虚、阳虚、三焦气化障碍所致。为此温补三脏，通利三焦则是治疗水肿的重要原则。所以暖肺利水、健脾利水、温肾利水均系调理三焦气化功能的有效方法，治此水肿，不外温、补、利三法。温补三焦应重在脾肾，而脾肾之中则肾阳虚衰又占主导地位。因此助阳配以淡渗利水之品则为其主要关键。

由于血水相关，"血不利则为水"，故气滞血瘀，特别是肾脏实质的血瘀，则为导致水肿的主要原因之一。故活血化瘀的方剂和药物，对改善肾脏功能有一定作用。根据慢性肾炎的病理，即肾小球阻塞、肾组织缺血与缺氧，以及纤维组织增生等改变，同瘀血的病机基本相同，因而加用活血化瘀药物治疗慢性肾炎常获得良好的疗效。我对于此类病人，多在辨证施治的基础上配以活血化瘀药物，如丹参、赤芍、川芎、红花、山楂、益母草、当归等药，以扩张血管，祛除瘀滞，改善肾脏有效循环血量，不仅促进肾功能的恢复，且对水肿，蛋白尿，高血压等症均有显著的作用。

尿 血（一）

李某，男，10岁。

初诊：患儿于1980年11月15日以急性肾炎收住入院。入院时发热微恶寒，周身浮肿，小便短少，肉眼血尿。入院后即用西药治疗，并予中药麻黄连翘赤小豆汤，后又改用八正散，经治十余日，浮肿基本消退，而肉眼血尿不止，且日趋加重，遂于11月29日邀余会诊。问知患儿自觉心烦不安，纳食较差，时有呕吐，肌肤发热，尤以两手心为甚；视其颜面稍浮，舌红少苔；诊其脉细而虚数。尿检：尿液混浊，蛋白（＋＋～＋＋＋）。红细胞（＋＋＋～＋＋＋＋）。颗粒管型（＋＋），血压波动在140～110/100～80mmHg之间。

[辨证] 阴亏火旺，络伤血瘀，水气不行。

[治法] 育阴清热，凉血宁络，化瘀行水。

[方药] 生地、茜草炭、茯苓、地骨皮、知母、炒丹皮、仙鹤草各10g，藕节20g，白茅根30g，旱莲草15g，琥珀6g，焦楂15g。

[服法] 每日1剂，分两次服。

12月4日随访：药服4剂，肉眼血尿明显减轻。血压130/70mmHg。尿检：尿液微混，蛋白（＋～＋＋）。红细胞（＋＋＋）。颗粒管型少许，视每服药后微有呕恶感，遂去琥珀加当归、益母草、竹茹各10g。

12月7日随访：继服上方3剂后，肉眼血尿消失。尿检：尿液淡黄清亮。蛋白（＋），红细胞少许。原方继服，至12月11日，浮肿完全消退，小便清亮，尿检无异常发现，饮食增进，精神振作，遂改用健脾益肾之品调养善后至痊愈出院。

【附记】《医宗金鉴》载："溺血为尿窍之病，用四物汤加牛膝；血淋为尿窍之病，用八正散加木通、生地、郁金"。可见尿血与血淋证治大异，吴鞠通说："温病小便不利者，淡渗不可与也，忌五苓八正辈"，说明津伤液竭与湿热阻滞之溲不通利治法迥别。患儿初起虽发热恶寒，浮肿尿少，但发热重于恶寒，本系温邪郁卫，水气不宣，以麻黄连翘赤小豆汤外解表邪，内清湿热，且表解后继用之；而手足心热，烦渴舌赤，证明阴液不足，又以八正散复伤其阴，以致虚火成灾。虚火既可下扰小肠血络而迫血妄行，次可损络凝瘀而致血不归经，故尿血之症日重。虚火蒸扰则心烦肌热；胃津烁伤则纳差时呕。血瘀阴亏，水不畅行则颜面虚浮。证属阴亏火旺，络伤血瘀之症，其舌红少苔，脉细虚数更能佐证。且失血则阴液愈亏，阴愈亏则虚火愈旺，火愈旺则更易动血，故当急育阴清热，凉血宁络，化瘀行水，以期逆转恶性循环。

尿　血（二）

罗某，男，42岁，干部。

初诊（1974年12月24日）：1974年以来，常觉腰酸脸胀，仅作些对症治疗，10月22日晨出现肉眼血尿，但尿时尤刺激症状，并伴有腰酸足跟痛，眼睑发胀，胸闷，心烦，易惊，耳鸣，午后脸发热，手足心发烧，汗多，故休息治疗。在宝鸡某医院曾作尿常规检查：蛋白（－）、红细胞（＋＋＋）、脓细胞（－）。经治疗不著，遂去外院诊治，怀疑膀胱肿瘤，作膀胱镜检，逆行造影等均未发现问题，经用青、链霉素，强力霉素等仍效不著，尿检红白细胞及蛋白反复出现，但三次尿培养未发现致病菌，于12月24日来我处诊治，主症同上，脉沉涩无力，舌尖红体黯，口唇略紫。

［辨证］肾阴亏损，虚火妄动，损伤脉络，瘀血内存。

［治法］益肾滋阴，化瘀止血。

［方药］旱莲草24g，女贞子12g，琥珀10g，生地12g，寄生15g，丹参30g，川牛膝10g，粉丹皮10g，三七粉3g（冲服），黄柏10g，鳖甲12g，木通10g，仙鹤草15g。

［服法］每日1剂，水煎分2次服。

复诊（1975年1月24日）：上方服20剂，胸痛已无，眼睑胀消失，午后发热，手足心汗多，足跟痛，心烦易惊，均有明显好转。但仍有口干而苦，耳鸣腰酸，脉弦细，舌略红而黯。元月二十日尿检其他正常，仅有极少量脓细胞。仍用上方去木通加磁石18g、元参15g、沙参15g以加强滋阴益肾之力，又服20剂，诸证减轻，唯觉腰酸，手足心热，尿检中仍偶见脓细胞，但无特殊表现。故于3月20日上班观察，并服六味地黄汤加减以巩固疗效。

［方药］生地12g，丹皮10g，山萸肉10g，旱莲草24g，鳖甲15g，生甘草3g，地骨皮12g，胡黄连10g，寄生15g，沙参15g，丹参15g，焦楂12g。

［服法］每日 1 剂，水煎分 2 次服。

于 5 月 7 日，尿检正常，症状亦消失，至今尚好。

【附记】尿血可由多种原因引起，如湿热互结，肝热下注，心热下移，劳伤肝肾，脾虚气陷等。然由真阴亏损，虚火妄动，煎血为瘀。烁伤脉络，络伤血瘀，血不归经者尤多。此证每因失血而阴液愈亏，阴愈亏则虚火愈旺，虚火愈旺则阴愈伤。虚火愈旺，愈能损伤脉络，迫血妄行，血溢脉外，离经之血不去，宿瘀不化，脉络不宁，则新血不能循经，尿血更趋严重。尿血，阴亏，瘀血互为因果，致病情缠绵难愈。治以滋阴降火，活血化瘀。以使真阴复而虚火平，瘀血去而血归经，故能取效。

便　血

杨某，女，23 岁。西安市某木器厂工人。便血伴少腹胀痛 3 月余，曾在某等医院行乙状结肠镜检，确诊为溃疡性出血性结肠炎，住院治疗两月未见显效，转外科拟手术探查，家属及本人暂不同意，故于 1978 年 4 月 8 日找中医诊治。

初诊：患者少腹胀痛，里急后重，便溏不爽，每日七八次，甚则十余次，往往伴有下血，但血量多少不一，除针药并治外，先后已输血 2000ml。诊其六脉沉涩，舌黯苔薄。

［辨证］湿热日久，气滞血瘀。

［治法］和血止血，理气祛瘀。

［方药］槐花 30g，地榆 30g，丹参 15g，当归 10g，焦楂 30g，三七 3g（冲服），枳壳 10g，荔枝核 15g，佛手 10g，麦芽 12g，五味子 10g，肉苁蓉 15g。

［服法］每日 1 剂，水煎分两次饭前服。

上方加减共服 14 剂，便血已止，症状改善，唯觉胃脘不适，腹胀，五心烦热，月经不调。于 4 月 25 日收住入院，继用归脾汤、八珍汤等调理 10 天，诸证改善并再未便血而出院。

【附记】腹痛便血，3 月之久，正虚较著。脉涩，舌黯，瘀血明显，故按急则治其标，缓则治其本的原则。先予活血止血，理气化瘀之品，以治其急，继以归脾、八珍等味扶正调理以善其后。

阳 痿

冉某，男，28 岁。绥德县某部解放军战士。

初诊（1981 年 2 月 24 日）：1980 年患左侧腹股沟静脉曲张，同年 8 月经某医院行手术治疗后，渐觉阳痿不起，且日趋加重，浑身无力，腰痛发麻，时打冷战。负重则睾丸、少腹坠胀不舒。曾在榆林某医院被诊断为"性功能紊乱症"而用西药甲基睾丸素（甲睾酮）、胎盘组织液、谷维素等无效。遂就诊于中医服温肾壮阳，滋补肝肾之剂也不见大效，即转来咸阳诊治。诊见患者面色晦暗，舌质暗紫，舌底脉络粗张，六脉沉涩。

[辨证] 瘀血内阻，阴阳两虚。

[治法] 活血化瘀，扶阳育阴。

[方药] 丹参 30g，桃仁 10g，红花 10g，生地 10g，赤芍 10g，川芎 10g，川牛膝 10g，麦冬 10g，寄生 15g，川断 15g，五味子 10g，阳起石 30g。

[服法] 每日 1 剂，水煎分两次服。丹参注射液日 2 次，每次 2ml，肌内注射。

复诊（1981 年 3 月 5 日）：上方服用 10 剂，阳痿渐起，脉涩舌黯均减，唯偶尔遗精。此瘀血渐去，阳气有复之机，仍守原方化裁。

[方药] 生地 10g，赤芍 15g，丹参 30g，川牛膝 10g，玉竹 12g，麦冬 15g，寄生 15g，山药 20g，莲子 10g，女贞子 12g，五味子 10g，阳起石 3g。

[服法] 同上。

三诊（3 月 19 日）：上方稍事加减，继服 14 剂，即阳痿痊愈，遗精渐无，脉舌大有起色，嘱服下方以巩固疗效。

[方药] 丹参 30g，桃仁 10g，红花 10g，生地 10g，赤芍 10g，川牛膝 10g，麦冬 10g，莲须 10g，五味子 10g，寄生 15g，山楂 15g，阳起石 30g。

[服法] 同上。

【附记】《景岳全书》载："男子阳痿不起，多由命门火衰，精气虚冷"、"思虑焦劳、忧郁太过者，多致阳痿"、"亦有湿热炽盛，以致宗筋弛纵而为痿弱者"。但此例阳痿，既非肾阳衰惫，又非七情不遂，亦非湿热下注使然。据症分析，实由手术损及血络，肝经瘀血留滞而成。瘀血内留，阳气被遏，肝肾同源，血不生精，故阳痿乃作。治以丹参桃红四物汤活血化瘀，并佐寄生、女贞子、阳起石等滋阴温阳，以使瘀血祛而阴复阳振，故初诊即见显效。瘀去阳伸，收摄不及，故转遗精，二诊佐以收涩，药味增减，紧扣病机，故很快告愈。

阳痿、滑精

杜某，男，38岁。十三化建公司。

初诊（1973年6月）：阳痿、滑精3月余。因骑自行车相碰撞，对方车把击于阴囊部，随即昏倒，经救治苏醒，以后即阳痿、滑精，且逐渐加重。经用西药（药名不详）及中药金锁固精丸、知柏地黄丸、杞菊地黄丸等效不显著，观其面色青黄，精神萎靡，自觉腰酸腿痛，头昏耳鸣，并时伴心慌气短。脉沉涩滞、两尺细弱，舌暗红，舌下有瘀点。

［辨证］惊恐伤肾，瘀阻脉络。

［治法］益肾养心，化瘀固精。

［方药］（1）当归10g，桃仁10g，红花10g，丹参30g，赤芍10g，琥珀6g，莲须10g，牡蛎30g（先煎），山楂15g，五味子10g。每日1剂，水煎分两次服。

（2）金锁固精丸，按说明服。

上方服用1周，症状好转，再服1周，症状大减，以原方稍加减治疗1月而阳痿、滑精基本痊愈。一年后随访，一切尚好，如遇过度劳累或情志不畅稍有发作，但经调理，可自行好转。

【附记】阳痿、滑精多从肾阳虚衰以温补肾阳着手治之。但此案发病由突然惊恐，气结血聚，外伤损络所致。《景岳全书》云："惊恐不释者，亦致阳痿"。惊易伤肝，肝主藏血，厥阴之脉抵少腹，循阴器，肝血不行则肝脉瘀阻，宗筋不利，且惊恐伤肾，肾气下泄不固，故阳痿、滑精并作。治以活血化瘀，固肾涩精，并注意调节情志以解除惊恐，使情志舒畅，瘀去肾固，而病告痊愈。

严重恶寒证

贾某，女，46岁。铺镇三号信箱工人。

初诊（1977年7月19日）：患者1972年冬作人工流产术时，衣着单薄受凉，时感恶寒，背冷尤甚。自服银翘丸数日未愈，且日趋加重，后虽经医调治，仍感恶寒，但冬重夏轻。延至1976年病情复增，身若置冰室之中，寒冷彻骨，虽叠增衣物，近靠火炉，亦属罔然。伴见脘胀纳差，气短倚息不能平卧，胸痛心悸。近四月来渐而天暖，诸症未减，又腰痛甚剧，遍身悉肿，按之如泥，头身困痛，尿频便溏，小腹冷痛，自觉唾液及二便均有凉感。发病至今，月经未行。经汉中某医院X光胸透及小便化验检查均无重要发现，诊断为"植物神经系统功能紊乱症"。曾按"肾虚"、"附件炎"等用中西药及理疗治疗而未效。诊时虽为盛夏，仍穿冬寒之衣，其室内仍生火炉，发枯无泽，皮肤干燥覆有鳞屑，颜面滞黯，舌黯红不鲜，舌底有瘀点，脉沉细涩。

[辨证] 风寒稽留筋骨之间，延久脾肾两虚，瘀血内阻不行。

[治法] 温补脾肾壮阳，祛湿通络散寒。

[方药] 黄芪24g，制附片9g，桑寄生15g，杜仲15g，骨碎补12g，当归9g，鸡血藤30g，丹参15g，红花9g，川芎9g，桂枝6g，狗脊12g，独活9g，细辛3g。

[服法] 每日1剂，开水煎分两次服。

复诊（1978年1月25日）：上方略有加减连服100余剂后，（并服虎骨酒500g）已获大效。于1977年11月25日已上班工作，原诸症大部已除，现仅觉背部凉，有时泛酸便溏，舌正常，脉沉略细。仍宜健脾益胃，调和气血。

[方药] 制附片9g，党参12g，黄芪15g，白术15g，茯苓15g，肉桂3g，巴戟天9g，丹参15g，红花9g，扁豆15g，山药15g，炙甘草6g。

[服法] 同上。

三诊（1978年3月1日）：上方服10余剂，自觉记忆力较前转佳，心气平和，但背部及少腹部仍微有凉感。诊见：头发润泽，面色红润，舌正常，脉沉缓。仍宗上方加川芎9g，芦芭子9g，益母草15g，以善其后。1978年12月份去信询访，诸症悉除，正常上班至今。

【附记】此案有感受风寒史，风寒留恋肌表，入侵筋骨，寒性凝滞而主收引，气血凝涩不畅，卫气不能宣发所致。故多年来严重恶寒，暑天亦需要厚衣烤火御之方可。治此若纯以温经散寒，忽视瘀血阻络，则血不行而气不达，病虽可减而未已。此时，若纯用补剂，则更会瘀阻络道，有增于浮肿。审之证情，拟温补脾肾以壮阳，祛湿活血以通络，逐散风寒，扶正祛邪，显见好转。

单纯恶寒，一般认为"阴盛则寒"，或为"阳虚则寒"，其治疗无非祛除寒邪，扶助阳气。但此案如法施治无效，根据"久病顽疾多瘀"的体会，结合舌下瘀点，脉细涩之见证，断为瘀血内留为症结所在。由此分析，其恶寒之机制，由于寒凝血瘀，阻滞脉络，脏腑阳气失于畅达，肌表卫气不能输布，阳遏寒邪继生，寒瘀凝滞而成。据此，我认为除"阴盛则寒"、"阳虚则寒"外，临床如遇此类特殊顽固之病证，尚应注意"血瘀则寒"之病机。不过"瘀血恶寒"之说，尚缺乏大量依据，有待进一步验证与探讨。

单纯性肥胖

张某，女，13岁，学生。

初诊（1977年12月10日）：患儿自幼肥胖，发育不均匀，体形臃赘，呆滞少言，体重将达百斤。经多方检查无病。现晨起每泛酸水，精神不振，困倦乏力，舌胖色黯，脉沉。

［辨证］水湿停聚，血行不畅。

［治法］行水化痰，活血化瘀。

［方药］当归、川芎、赤芍、生地、桃仁各9g，红花6g，云苓15g，猪苓、泽泻、白术、桂枝、贝母各9g。

［服法］1日1剂，水煎分两次服。始服8剂，并嘱适当限食，劝其

加强锻炼，配合治疗，即见显效，精神转佳，已不泛酸。停药观察 4 个月，体重未增，体形较前匀称。

复诊（1978 年 3 月 28 日）：脉沉缓，舌面正常，舌下静脉稍粗，为防止复发，仍用上方去贝母，加白茅根 15g，山楂 9g，继续调理。

同年 9 月 2 日随访，上方连用 5 剂后停服，发育已正常，至今一切良好。

【附记】单纯性肥胖症在祖国医学文献中论述少见。但素有"肥人多痰、多湿、多气虚"的说法，审之三者中一般认为正虚是主要矛盾。因气虚不能运化水湿，聚而生痰。另则气虚血乏亦可致郁滞，而痰湿瘀血又可阻遏生化之机，致气虚益甚。此刻若纯补气治本，无疑有生痰增瘀之虑，故而给予利水化痰，活血化瘀之剂，并配合锻炼及适当限制饮食而收全功。

点 头 病

王某，男，51 岁。西安市新城区运输某厂。

初诊（1979 年 4 月）：1978 年来每晚睡觉后（约午夜 12 点许）不自主的点头，遂即致醒，连续点十余次而过。有时则连续不断，得出户外游转，习以揉按颈部令止后再行入睡。但有时则抑制不住，严重影响休息，经在西安市某医院多次诊治，未找出病因，化验也无异常，故服以谷维素、维生素等药。自 1979 年 4、5 月开始，伴胸闷气短，心前区疼，记忆力差等，但经西医检查，排除心血管疾患。观舌黯红，诊脉沉涩。

[辨证] 痰瘀交夹不解，阻络引动肝风。

[治法] 活血化瘀，化痰通络，熄风止痉，佐以升津解肌。

[方药] 丹参 30g，川牛膝 10g，川芎 10g，山楂 15g，栝楼 15g，薤白 10g，茯苓 15g，天麻 12g，钩藤 12g，僵蚕 10g，菊花 12g，葛根 12g。

[服法] 每日 1 剂，水煎分两次早晚服。

丹参注射液，每日 2 支，分两次肌内注射。

复诊（5 月 6 日）：上方连服 8 剂，点头基本痊愈，气短胸闷大减，原方去茯苓加降香 10g，桂枝 6g，再服 7 剂，诸证悉除而愈，至今未再复发。

【附记】无原因点头，实属少见。"怪病多痰"、"怪病多瘀"，故以瘀痰考虑。舌暗苔腻，脉沉见涩。更可证明。肝为风木之脏而主筋，瘀痰交结，久入于肝，引动肝风，风甚则动。且风痰瘀血交阻，筋脉凝滞不利，故点头乃作。治以丹参、牛膝、川芎、山楂活血化瘀；栝楼、薤白、云苓除湿化痰；菊花、钩藤、天麻、僵蚕平肝熄风。点头揉颈则减，说明是阳明经气不利，中焦津液不升，故加葛根以升津解肌舒筋。全方化痰活血，熄风止痉，佐以解肌舒络，药投病机，故如此"怪病"也数剂见愈。

惊 叫 症

马某，男，48岁。某县委干部。

初诊（1980年4月21日）：患者于每夜酣睡后（约2～5点左右），则突然惊叫而醒，遂两手掌心相对，猛力拍击，两足内侧相对，用力碰撞，甚或起来以拳击墙，以脚使劲乱踢，心中明了，不能自制。不仅全家不能安睡，邻舍亦不能安宁，每次约20分钟过后，渐复如常。平素头痛眩晕，胸中痞闷，右半身肢体麻木，写字手颤，但能上班工作。诊见颜面晦暗，两手掌斑点紫红如朱，舌质紫黯，舌下脉络粗张，舌苔厚腻而滑，脉弦硬。

[辨证] 痰瘀交结，肝肾阴亏，亢阳化风。

[治法] 活血化瘀涤痰，滋肾潜阳熄风。病久瘀痰深伏血络，故重用虫类搜剔与活血化瘀并施。

[方药] 生地12g，川牛膝15g，丹参30g，琥珀6g（冲），川贝母10g（冲服），地龙12g，僵蚕10g，乌梢蛇12g，豨莶草30g，枸杞10g，寄生15g，女贞子10g，鳖甲10g，羚羊角5g（先煎）。

[服法] 每日1剂，水煎分两次服。

肌内注射丹参注射液每日2次，每次2ml。

初服2～3剂，发作反而转频，坚持服上方15剂，惊叫、拍掌、踢脚、以拳击墙诸证逐渐消失，睡眠转佳，胸闷已无，唯手足心发烧（足心为甚），右半侧肢体麻木。舌黯好转，滑腻之苔略减。脉尚弦硬。药中肯綮，效不更方。故守法以原方加龟板10g，五加皮10g，令继续服用。

至 30 剂后，诸证消失，精神转佳。拟养肝滋肾，化痰活血以善后。

【附记】舌黯而晦，手掌朱砂斑点隐隐，为瘀血内阻所由。苔腻而滑，肢体麻木，为痰湿内聚之象，脉弦硬，手震颤乃肝肾之阴不足，阳亢化风之兆。综合分析，良由患者工作操劳，暗耗肝肾阴精，阴液不足，血行凝滞，渐而成瘀。瘀阻痰凝，瘀痰交结，且肝肾阴亏，阳亢化风，风痰瘀血上阻清窍，内侵血络使然。此案乃一"怪病"。虽迭经中西诸法治疗效微，而从活血化痰取效。由此悟及"怪病"不仅多痰，"怪病"也可多瘀。余对癫病、阳痿、严重恶寒、惊悸、抽搐、翻甲等诸疑难病证，凡见舌质紫黯或舌下有瘀点，或舌下脉络粗张等瘀血见症，并经久用多法治疗效不著者，每以活血化瘀着手论治，往往可收到卓效。至于"怪病"为何多瘀，除因病久正虚不能充达经脉，脉络不能畅通等因外，尚不能得出确切的结论，有待今后进一步研究。

血小板增多症

赵某，男，45 岁。某学院干部。

初诊（1980 年 3 月）：一年前在西藏工作时，时觉头昏，但血压不高，只作高原反应对待，未加重视。以后发现颜面浮肿，口周及舌发麻，检查血、尿、粪未发现异常，但上症逐日加重。随即定时查血，发现单项血小板增多，一般在 40 万~90 万/立方毫米。在当地治疗无效，后转上海某医院住院诊治，确诊为"特异性血小板增多症"。采用西药和丹参片以及血小板分离等方法治疗，效果仍不理想，在此期间，血小板曾高达 140 万/立方毫米之多，以后多波动于 60 万~70 万/立方毫米之间。出院后回咸阳以中医治疗。观其肤色晦滞，面颊虚浮，舌质暗淡，舌下有瘀点，精神萎靡，自觉口舌麻木，时感两胁不舒，饮食尚可，二便正常，脉象沉细。血小板 60 万~70 万/立方毫米。

[辨证] 气虚血亏，瘀血内阻。

[治法] 益气养血，活血化瘀。

[方药] 黄芪 30g，当归 10g，桃仁 10g，红花 10g，丹参 30g，郁金 12g，川芎 10g，云苓 15g，赤芍 12g，川牛膝 30g，益母草 15g，鸡血

藤 30g。

[服法] 每日 1 剂，水煎分两次服。

丹参注射液，每日 2 次，每次 2ml，肌内注射。

上方连服 7 剂，自觉浮肿及口舌麻木均有好转，按久病初效，效不更方的原则，继进 7 剂，诸症继续好转，血小板降至 40 万～50 万/立方毫米，再用上方 7 剂，血小板降至 40 万/立方毫米，后以本方为基础，稍事加减，共服药 35 剂，注射丹参注射液 60 支，症状基本消失。血小板降至 30 万/立方毫米，后因患急性黄疸性肝炎，中断此病治疗。经询问，黄疸愈后，血小板仍在 30 万左右。

【附记】血小板增多症确属少见难治之病。我也无特异的良策验方，但据患者所表现的症候，辨为气虚血瘀，施益气活血法告愈。因气为血帅，气虚运行无力，则血滞瘀生，瘀阻气机不行，则可致肝失疏泄，脾失运化，使上述诸症加重。据此益气补血，又活血化瘀，补中有活，活中寓补，颇能对证，至于此方降血小板的机制何在？按我初步理解为调整气机，疏利血行，至于其他原因，尚不清楚，有待进一步研究探讨。

白细胞增多症

李某，女 19 岁。某医院护士。

初诊（1979 年 7 月）：1 月前因发高烧治愈后，即感身痛乏力，心慌心跳，手足心发烧。饮食不好，面目微肿，大便不爽，小便黄少，月经提前 10 日左右，经色发暗，挟有血块，小腹时痛，经大、小便化验及胸透均正常，唯白细胞一直在 13 000～15 600/立方毫米之间，经治效不著，随转中医治疗。诊脉细数，口唇，舌质略红，舌下有瘀点十余个。

[辨证] 气阴两虚，瘀热内阻。

[治法] 滋阴益气，活血化瘀，清热解毒。

[方药] 玉竹 12g，沙参 15g，麦冬 12g，连翘 15g，生草 6g，丹参 15g，赤芍 10g，丹皮 10g，玄参 15g，红花 10g，胡黄连 10g，白花蛇舌草 30g。

[服法] 每日 1 剂，水煎分两次服。上方共服 12 剂，诸症减轻，白细

胞正常，以后月经也复调和。

【附记】中医无白细胞增多症的病名，也无专降白细胞的药物，但据手足心发烧，小便黄少，身困乏力，面目浮肿诸症，辨为气阴两虚。据经色发暗有血块，小腹时痛，舌下瘀点等症辨为瘀血内阻。综合分析乃由热病后余毒未尽，搏结血分，瘀阻毒生。且气阴两亏，阴虚则虚热内生，更能煎炼血液，致瘀助毒。故处方以沙参、玉竹、玄参、麦冬、生草滋阴益气；丹参、丹皮、赤芍、红花活血化瘀；白花蛇舌草、连翘、胡黄连清热解毒。共达阴复气充，瘀化毒败，不降白细胞而白细胞自降，且他症消失而告痊愈。

淋巴反应性增生症

淋巴反应性增生症是一种少见的奇难病证，中医无此病名，乃按其症状脉舌可归为"痰核"一类，但又有其独特表现。西医认为系免疫功能失常或淋巴网状细胞显著增生或其他病毒感染等引起的一种淋巴反应性增生性疾病，其辨治均无成熟经验可供借鉴。临床曾治愈1例，特报告如下。

病案：代某，男，52岁，西藏某教育厅干部。

初诊：1981年6月13日；近1年来，颈及锁骨上、腋下等处淋巴结肿大如枣核，疼痛不适，抬肩扭头即著。且周身疼痛，以两肩为甚。伴有疲乏无力、下肢浮肿、食欲不振等。曾在西藏某医院化验检查，见白细胞 $30 \times 10^9/L$，淋巴细胞0.80，有异形（大淋巴细胞多见），故以淋巴结炎收住入院。治疗40多天，经用"青霉素、红霉素、螺旋霉素、激素"等药后，白细胞及淋巴细胞暂降，但停药3天即复回升。遂转内地咸阳、四川、南京、上海等西医院诊治，被确诊为"淋巴反应性增生症"，迭经治疗而症状如故，白细胞与淋巴细胞丝毫未降，即回咸阳求中医诊治。主症同上，舌质暗淡，舌底布有瘀点，苔白略腻，脉沉涩略数。

[辨证] 气虚血少，血瘀湿聚，且有瘀久化热成毒之势。

[治法] 益气生血，活血化瘀，清热解毒，佐以燥湿。

[方药] 炙黄芪30g，当归12g，赤芍10g，川芎10g，丹参15g，土茯苓12g，白花蛇舌草30g，连翘15g，苍术10g，白术10g，生山楂20g，生

甘草6g，每日1剂，清水煎分2次内服。同时用丹参注射液肌内注射，每日2支。

1981年6月29日二诊：上方服用9剂，诸症大减，唯觉双肩及右膝盖疼痛依然，喉咽部有辛辣感，脉舌已见起色。气血初复，瘀血初去，湿阻之象初露，然药偏温燥，转以活血化瘀，胜湿解毒，佐以开结润肺。

[方药] 丹参15g，姜黄10g，独活10g，苡仁15g，土茯苓15g，白花蛇舌草30g，连翘15g，玄参15g，麦冬12g，桔梗10g，焦山楂15g，生甘草6g。丹参注射液如前继续应用。

1981年7月13日三诊：上方服10剂，肿大淋巴结全消，不再疼痛，下肢已不浮肿，诸症基本痊愈，唯右膝盖略痛不舒。血常规化验：白细胞4.9×10^9/L，嗜中性粒细胞0.58，嗜酸性粒细胞0.01，淋巴细胞0.36，单核细胞0.05，红细胞3.7×10^{12}/L，血红蛋白110g/L，血小板16.8×10^9/L。各项正常，遂以下方继服以巩固疗效。炙黄芪30g，玄参15g，麦冬12g，桔梗10g，丹参20g，赤芍10g，川贝母10g，夏枯草30g，白花蛇舌草30g，土茯苓12g，连翘15g，生甘草6g。服法同上。

1981年8月20日四诊：肿消，精神好转，自觉诸症消除。查血：血红蛋白120g/L，红细胞4.3×10^{12}/L，白细胞6.1×10^9/L，嗜中性0.65，单核细胞0.01，淋巴细胞0.34，血小板计数14.4×10^9/L，血沉26mm/h。化验结果基本正常，遂以上方稍事加减，带回西藏观察治疗。

【按】 "淋巴反应性增生症"以淋巴结肿大为主症，故可归于中医"痰核"范畴。但此案绝非寻常之痰核，其颈部肿大疼痛甚剧，且见舌黯有瘀点等，当属痰瘀凝结为主因。再加周身疲倦，下肢虚浮，可知气虚血损也存在。苔白而腻，湿阻也显，脉象兼数，瘀久化热，毒瘀内生。故以当归补血汤益气生血，四物汤去地黄加丹参养血活血，白花蛇舌草、连翘、土茯苓清热解毒，苍术、白术、山楂健脾燥湿。据病机而辨证处方，不着意寻求降低淋巴增生之药，而诸症痊愈。说明对于疑难怪病的治疗，仍应遵循辨证施治的原则。

毛细胞白血病

毛细胞白血病是极为罕见的疾病，因为罕见，故无成熟经验可供借鉴。临床上有时遇到此种罕见的奇病，只要我们怀着勇于探索的精神，发挥中医的特长，仍然有可能治愈。

病案：司某，男，40 岁，工人。

初诊：（1992 年 5 月 16 日初诊）患者因头昏乏力，牙龈出血 1 年余，脾大 4 个月，曾在西安某医院住院 5 个月，经多次会诊，诊断为罕见的"毛细胞白血病"，经多方治疗，效果不著。出院时，心肺未见异常，肝由肋下 4cm 回缩至 2cm，脾由肋下 6cm 回缩至 2cm，表面光滑无压痛，余症无变化。求诊时头晕，面色无华，有时齿衄，唇色淡，皮肤发黄，舌苔薄腻稍黄，脉弦细数，血小板 81×10^9/L，反复推敲，似属脾肾两脏之病。

[辨证] 脾肾两虚，阴亏血瘀。

[治法] 补益脾肾，养阴止血。

[方药] 生熟地各 15g，制首乌 30g，鸡血藤 45g，当归 12g，怀牛膝 12g，三七 3g（冲服），鹿角霜 12g，肉苁蓉 12g，白芍 12g，焦山楂 15g，阿胶 10g（烊化），麦冬 15g。6 付，水煎内服。

1992 年 5 月 24 日二诊：上方服 6 付后精神好转，头晕消失，纳食可，但有时仍乏力，劳作后加剧，有时齿衄，面色少华，眼睑色白，二便调，脉较前有力。继以前方去生地，加巴戟 10g，狗脊 10g。此后每次来诊时，均以此基本方加减，增加炙黄芪 30g，五味子 10g，党参 15g，炙甘草 10g，杜仲炭 10g 出入，守方继服，病情逐渐好转，至 7 月 10 日，服药历时 2 个月，病情稳定，精神佳，困倦乏力大减，化验血小板数上升至 120×10^9/L，纳食可。继用上方为丸善后巩固。

【按】毛细胞白血病，是西医的诊断，临床比较少见，治疗较难，尽管如此，由于患者表现出一派脾肾两虚征象，兼有阴虚血瘀症状，用中医理法仍然可以辨治，故自始至终以补益脾肾为主法，稍佐益阴止血之品，守法守方 2 月余，终于获效。此案说明，诊治疑难病，一要敢诊敢治，坚持用中医之所长，不为其他因素所惑；二要准确辨证，守方久服，不要朝三暮四，动辄改法易方。

瘀毒痰核症

代某，男，52 岁。某教育厅干部。

初诊（1981年6月13日）：近一年来，颈及锁骨上、腋下等处淋巴结肿大如枣核，疼痛不适，抬肩扭头即著。且周身疼痛，以两肩为甚。伴有疲倦无力，下肢浮肿，食欲不振等。曾在西藏某医院化验检查，见白细胞30000/立方毫米，淋巴细胞80%，有异形（大淋巴细胞多见），故以淋巴结炎收住入院，治疗40多天，经用青霉素、红霉素、螺旋霉素、激素等药后，白细胞及淋巴细胞暂降，但停药3天，即复回升。遂转内地在咸阳、四川、南京、上海等地被确诊为"淋巴反应性增生"，迭经治疗而症状如故，白细胞与淋巴细胞丝毫未降，即回咸阳转中医诊治。主证同上，舌质暗淡，舌底布有瘀点，苔白略腻，脉沉细涩略数。

[辨证] 气虚血少，血凝湿聚，且有瘀久化热成毒之势。

[治法] 益气生血，活血化瘀，清热解毒，佐以燥湿。

[方药] 炙黄芪30g，当归12g，赤芍10g，川芎10g，丹参15g，土茯苓12g，白花蛇舌草30g，连翘15g，苍术10g，白术10g，生甘草6g，山楂20g。

[服法] 每日1剂，水煎分两次服。丹参注射液，每日二支，肌内注射。

复诊（6月29日）：上方服用9剂，诸症大减，唯觉双肩及右膝盖疼痛依然，喉咙有辛辣感，脉舌已见起色。属气血初复，瘀血初去，湿阻之象初露，然药偏温燥，转以活血化瘀，胜湿解毒，佐以开结润肺处方：

[方药] 丹参15g，姜黄10g，独活10g，苡仁15g，土茯苓15g，白花蛇舌草30g，连翘15g，玄参15g，麦冬12g，桔梗10g，生甘草6g，焦楂15g。

服法同上。丹参注射液如前继用。

三诊（7月13日）：上方10剂，肿大淋巴结全消，不再疼痛，下肢浮肿已无，诸证基本痊愈，唯右膝盖略痛不舒。血常规化验：白细胞6900/立方毫米，嗜中性粒细胞58%，嗜酸性粒细胞1%，淋巴细胞36%，单核细胞5%，红细胞370万/立方毫米，血色素11g，血小板168000/立方毫米。各项检查基本正常，遂拟下方嘱继服以巩固疗效。

[方药] 炙黄芪30g，玄参15g，麦冬12g，桔梗10g，丹参20g，赤芍10g，川贝母10g（冲服），夏枯草30g，白花蛇舌草30g，土茯苓12g，连

翘15g，生甘草6g。

[服法] 同上。

四诊（8月20日）：肿消，精神好转，自觉诸症消除，查血：血色素12g，红细胞430万/立方毫米，白细胞6100/立方毫米，嗜中性65%，单核细胞1%，淋巴细胞34%，血小板计数：14.4万/立方毫米，血沉26mm/h。检查基本正常，以上方稍事加减，带回西藏继续巩固治疗。

【附记】祖国医学无"淋巴反应性增生"之病名，而淋巴结肿大即属"痰核"之范畴，但此案绝非寻常之痰核，其颈核肿大以疼痛为甚，且见舌黯，舌底有瘀点等，则知瘀血凝结为其主因。再据周身疲倦，下肢虚浮等症，可知气虚血损也存。苔白而腻，湿阻显然。脉象兼数，瘀渐化热，瘀毒内生，故以当归补血汤益气生血，四物汤减地黄加丹参活血化瘀；白花蛇舌草、连翘、土茯苓清热解毒；苍术、白术、山楂健脾燥湿。据病机而辨证处方，不见痰治痰，见咳治咳去寻求降"淋巴增生"之对症药，而诸症痊愈，说明对于疑难怪病的治疗，更当遵守辨证施治的原则。

静脉硬结

张某，男，42岁。陕西省某县文化馆干部。

初诊（1980年7月30日）：1980年6月因肺结核继发气胸，在西安某医院作闭式引流术后，发烧，给静脉输液（糖盐水加四环素），引起左下肢内侧静脉硬结，手触之左下肢内侧有约20mm的条索状隆起，质坚硬，持续疼痛如针刺，活动则疼甚，触之则痛剧，以多种方法治疗而疼痛不减，肿块不消，诊舌红略暗，脉弦略硬。

[辨证] 瘀血阻滞，脉络不通。

[治法] 活血化瘀，通络止痛。

[方药] 生地10g，当归10g，赤芍10g，川芎10g，桃仁10g，红花10g，丹参30g，桂枝6g，制乳香10g，丝瓜络15g，川牛膝15g，连翘15g。

[用法] 上方水煎服。每日1剂，分二次服。并嘱以药渣内加艾叶

30g，煎汤外洗局部。

复诊（8月4日）：上方服用4剂，局部疼痛减轻，然条索状硬结如故，原方加僵蚕10g，令继服，并肌内注射丹参注射液，日4ml。

三诊（8月15日）：上方服至10剂，局部硬结明显缩小，质地变软，疼痛消失，再于二诊方加山甲10g，山楂15g，嘱继服。

四诊（8月30日）：上方服10剂，硬结全部消失，为巩固疗效，即以上方去生地加路路通10g，嘱继服善后。

【附记】局部硬肿刺痛，本是瘀血留滞，故以活血化瘀，通络止痛而治。因病位局限，故除整体疗法外，并加外洗，以软化硬结，温通气血，从而内外合治，整体局部共同调节，故取效较捷。

下肢紫斑

霍某，男，33岁，岐山某号信箱机修车间工人。

初诊（1975年3月20日）：1974年3月份开始，足背处起针尖大小红点，不疼不痒。以后逐渐发展至两脚两腿及两上肢。5月份住本厂医院诊断为"毛细血管中毒症"，当时并觉脐周疼痛。大便隐血试验阳性，血小板计数25万/立方毫米（二次19万，三次16万，近日15万），出血时间1.5分钟，凝血时间3分钟，经服维生素C、K，注射仙鹤草素，6月份腹疼止，出血点消失。但双脚肿疼不敢着地，痛若触电，影响睡眠，后又服中药如红花之类活血药及西药肌醇、乳酸钙、维生素B_1、B_2，并针灸，但效果甚微。现尚觉胸前区时痛，疲乏，便溏，化验转氨酶200单位。近日服白芍30g，甘草60g，6剂无效。并服补肾健身片，舒筋活血片，健脾丸等亦未见显效，故一直休息治疗。诊见脉弦，舌淡青有齿印，舌下静脉曲张，口唇发紫，面色晦暗，两足发紫有瘀斑，局部发凉，足背动脉微弱。

[辨证] 气血郁滞，筋脉失养。

[治法] 通脉活血，解毒止痛。

[方药]（1）丹参30g，鸡血藤30g，桂枝5g，三七3g（冲），川牛膝12g，乳没各9g，玄参15g，当归9g，甘草6g，二花15g，苡仁18g，黄芪

15g。每日 1 剂，水煎分两次服。

（2）艾叶 30g，同上药渣共煎汤熏洗两足，每次半小时。

以后，即从上方加减出入共服兼洗 23 剂，并用毛冬青注射液 130 支，日二次，每次一支肌内注射。

复诊（7 月 26 日）：患者精神好，食欲佳，已不疼痛，并可走路两小时，足背动脉搏动恢复，局部温度及色泽正常，舌略红，脉虚弦，唇略紫，故停药观察。1979 年 9 月 2 日病人亲自来院称，自在 1975 年治后已基本痊愈，再未用它药治疗。从那时正常上班，再未因此病休息。现如气候过冷，仅觉脚底有点微痛，但不影响工作。

【附记】气郁络阻，血行不畅，四妙勇安汤和活血效灵丹加减，先予内服，继加艾叶外洗，既可充分利用药力，又可增强效果。

翻　甲

何某，女，37 岁，工人。

一年前因情绪怫郁起病，渐致性情烦躁，恐惧多疑，双手指甲逐渐干瘪凹陷，其前部又上翻开裂，甲床刺痛，触碰则剧痛难忍，不能工作，家务也无法料理，并伴疲乏、腰痛，月经亦夹有血块。因屡治未见著效，又遇一游医讹称此病难活半年，更加忧郁苦闷。于 1977 年 12 月 21 日来诊：见患者面色青灰，口唇色紫，舌黯有瘀点，脉沉弦无力。

[辨证] 肝气郁滞，肾气亏损，瘀血阻络。

[治法] 养肝益肾，活血化瘀。

[方药] 旱莲草 15g，山萸肉 9g，杜仲 15g，桑寄生 15g，当归 9g，川芎 9g，丹参 18g，赤芍 9g，鸡血藤 30g，生地 9g，苡仁 12g，茯苓 12g。

[服法] 每日 1 剂，一剂两次，水煎服。并嘱其将药渣再加水复煎，浸泡双手。1978 年 3 月 3 日来云：上方服至 10 剂即见显效，甲床疼痛明显减轻，指甲渐长，无干裂，服至 20 剂，指甲逐渐恢复常态，疼痛消失，且面唇色转润，精神爽快，已上班工作。唯觉目稍干涩，查其舌质淡红，脉缓。仍守前法重用益肾养血之品，以善其后。1979 年 12 月随访一切均好。

【附记】肝主筋，甲为筋之余，故爪甲为肝之外华。肝气调，肝血足，则爪甲饱满，润泽坚韧。本例情绪怫郁。肝郁气结，气滞血瘀阻络，爪甲乏气血之滋养，故见于瘪凹陷，开裂刺痛。又思虑过甚，暗耗阴血，日久肾气亦亏，更促诸证随作。故以养肝益肾，活血化瘀为治，攻补兼施为法，俟肝气调达，气血充足，络道通畅，爪甲继而复常。

夜游症

临床医案选录

周某，女，32岁。乾县农民。

初诊（1977年2月）：3年前曾有夜间迷糊史，未曾治疗，逐渐发展为夜间默然自起，或在家做小零碎活，如扫地、添煤等。或出户乱走，然后归床而睡，翌日问其皆不知有其事，日复如此，久则面黄肌瘦，精神疲惫，头昏脑胀，食欲减退，月经紊乱，白带增多，腰腿酸痛。脉沉细，舌淡暗。

［辨证］心血不足，气血逆乱。

［治法］养心安神，调理气血。

［方药］（1）丹参30g，当归10g，川芎10g，赤芍10g，炒枣仁5g，玉竹12g，麦冬12g，云苓15g，菖蒲10g，远志10g，夜交藤30g，郁金10g。每日1剂，一剂两次，水煎服。

（2）丹参注射液，每日二支（4ml）肌内注射。上方共用十天，症状明显好转。

1981年8月22日随访其夫，近年基本控制，但到冬季过于劳累或生大气之后，尚有小发作。

【附记】夜游症属于疑难"怪病"之一。据伴随症状辨证，属心气心血不足，鼓动无力，瘀血内留，心神不安，阴阳失调，气血逆乱，故从益心安神，活血化瘀，开窍疏郁治疗而告痊愈。

骨槽风

马某，女，47岁。某省交通局。

初诊（1973 年 5 月）：原有风湿病史，年初觉牙关微痛略强，逐渐发展，疼痛日甚，且不能大张口，直接影响语言、饮食等。经西医诊断为"下颌关节炎"，治疗效不显著。诊见两手捧颊，痛苦病容，面色憔悴略青，伴有腰疼腿酸，性情烦躁，手足心发烧等，舌色暗红，脉沉略涩。月经不调，挟有血块。

[辨证] 肾阴亏损，外受风湿，瘀血阻滞。

[治法] 滋阴益肾，活血化瘀，除湿通痹。

[方药] 熟地 12g，山萸肉 12g，狗脊 12g，川牛膝 10g，当归 10g，赤芍 10g，川芎 10g，红花 10g，丹皮 10g，云苓 12g，独活 12g，僵蚕 10g。

[服法] 每日 1 剂，一剂 2 次。水煎服。上方服 15 剂，骨槽疼痛基本消失，牙关已不强硬，他症相应好转，遂以上方嘱其继服而后告愈。

【附记】《外科全生集》云："骨槽风不红不肿，痛连腮骨"。肾主骨生髓，肝肾阴亏，骨髓空虚，复受风湿，凝滞血络，搏血为瘀。风、湿、瘀之邪阻络为痹而骨槽风证由生。故处方以地黄丸化裁滋阴益肾固本；桃红四物汤化裁活血化瘀通络；另加独活、僵蚕搜风通痹逐邪。药证相合，本固瘀祛，痹通风去，故病告愈。

黧 黑 斑

谢某，女，23 岁，未婚。咸阳某书店职工。

初诊（1978 年 7 月）：颜面素有雀斑少许并未介意，于今年春节后颜面部又出许多黄褐和淡黑色斑块，形状大小不一，晦暗不泽，境界清楚，不高出皮肤，渐而增多，至今鼻柱两旁如伏一青褐色蝴蝶。伴有心烦，手足心热，经期尚准，但挟有瘀块，白带量多。舌黯、舌底有数个紫色瘀点，脉沉细涩。

[辨证] 肾阴不足，瘀血内阻。

[治法] 滋肾养血，活络化瘀。

[方药] 桃仁 10g，红花 12g，当归 10g，丹参 15g，川芎 10g，生地 10g，女贞子 10g，山楂 15g，胡黄连 10g，何首乌 30g，白薇 10g。

[服法] 每日 1 剂，每剂 2 次，水煎服。

1978年12月5日因腹胀来诊：述及上方服用6剂后即停服（再未用过其他药物），尔后颜面色素沉着斑逐渐消退至净（唯留原有少许雀斑）。心烦、手足心发热诸症悉除，白带量及经血瘀块减少，舌下瘀点消失。

【附记】黧黑斑为面部皮肤色素沉着性疾患。《外科正宗》指出："黧黑斑者，水亏不能制火，血弱不能华肉，以致火燥结成黑斑，色枯不泽……"。本例因其肝肾阴亏，气郁血滞，血瘀孙络，血不荣肤而成。故治宜滋肾养血，活络化瘀之品，虚热除，肾阴复，瘀血去，病康复。临床此类病症较多，非均谓"孕斑"。因此，不论男女老幼都可染患，如只按益肾养血为治，其收效不如酌加活血化瘀之品为快。

颜面粉刺

赵某，女，19岁。咸阳某厂工人。

初诊（1981年1月）：颜面粉刺奇痒，疼痛，大者如绿豆，小者如小米，密布全面，以额部和两颊为甚，搔破则浸渍流水，二年不愈，以至面色发青，显得苍老不华，手足心发烧，月经提前，夹有血块，经前少腹疼痛，舌质红，舌底有瘀点，脉细数。

［辨证］血分热毒，郁而生热。

［治法］活血化瘀，凉血解毒。

［方药］（1）生地10g，当归10g，赤芍10g，川芎10g，桃仁10g，红花10g，丹参30g，丹皮10g，僵蚕10g，生甘草6g，土茯苓15g。每日1剂，一剂二次，水煎服。并将上方药渣煎水外洗。

（2）丹参注射液，每日2支，肌内注射。

（3）元明粉适量轻敷面部，日数次。

（4）避免刺激性物品。

复诊（1981年2月）：服药10剂，坚持擦洗局部，并肌内注射丹参注射液，脸色较前光润，粉刺大部分消失，原方继服15剂，粉刺全消。后仍以桃红四物汤加味调治，月经亦复正常。

【附记】粉刺多由肺热熏蒸，进而血热郁滞肌肤，瘀成热毒所致。《医宗金鉴》也认为是"由肺经血热而生"。此患者血热瘀滞症状较著，故经用活血化瘀，解毒疏风收功。

过敏性皮炎

吴某，女，45岁，农民。1975年9月2日突觉头痛发烧，心急气短，初起周身发痒起红疹，随后奇痒难忍，并起泡流黄水，颜面四肢发肿，头面尤甚，眼闭难开，嘴肿难食，在某医院诊为过敏性皮炎。经内服维生素类、泼尼松龙、苯海拉明，外用黑豆馏油等效不明显。转我处诊治，主症同上，脉象弦数，舌质深红。

[辨证] 风邪外袭，热毒挟瘀。

[治法] 清热除风，解毒行瘀。

[方药] 黄连6g，黄芩9g，黄柏9g，栀子9g，生甘草6g，大黄9g（后下），川芎9g，金银花15g，连翘15g，赤芍9g，地肤子12g，白藓皮12g，当归9g，紫花地丁15g，土茯苓12g，丹皮9g。

[服法] 每日1剂，一剂2次，水煎服。

[复诊] 服上方2剂，并用药水擦洗局部，痒止肿消。再用2剂去大黄加苍术9g而告痊愈。

【附记】过敏性皮炎似包括漆疮、沥青疮、膏药风等中医皮肤病在内，由于腠理不密，接触生漆、沥青、药物等某物之毒气而发。毒入体内，流窜血分，搏血为瘀，瘀毒弥漫，故见如上诸症。又据中医传统辨证：局部瘙痒为风，皮损浸渍黄水为湿，故于清热解毒、活血化瘀剂中增入驱风利湿之味而愈。

红 丝 疔

严某，男，24岁，教师。

患脚气3月余，时愈时发，1977年8月27日脚气复发，因发痒抓搔，右脚大趾约1cm处有渗血，未作任何处理。于29日下午渐觉局部疼痛较甚，周身不适，头昏恶心，口苦纳差，右足背红肿，并有一条红线沿右腿内侧直达腹股沟，腹股沟淋巴结肿大，触及疼痛，脉数，舌红苔黄。

［辨证］热毒内攻，走窜经脉，瘀滞血分。

［治法］清热解毒，佐以活血化瘀。

［方药］黄连6g，黄芩9g，黄柏9g，栀子9g，生甘草6g，大黄9g（后下），金银花15g，连翘15g，竹茹9g，赤芍9g，丹参18g。

［服法］每日1剂，一剂2次，水煎服。

1剂后即觉减轻，红线稍退，但仍感头昏、恶心、疲倦，服2剂后，全身症状明显减轻，食欲增加，精神好转，红线明显消退，继服上方两剂而愈。在治疗中肌内注射青霉素160万单位，并用上方煎水外敷局部。

【附记】患者原有"脚湿气"，加以搔破抓烂，再染以毒气，以致毒流经脉，随经漫延而发为此症。据病机施以清热解毒燥湿，凉营活血化瘀，药与病机正相合拍，故收效颇捷。

瘾　疹

蔡某，男，30岁。五丈原公社某中学教师。

初诊（1975年7月13日）：患者得瘾疹15年，时轻时重，近5天来正值发作。15年前因其涉水过河后，每年3月、6月、10月，稍感风寒则头面四肢出现大片风块，灼痒难忍，甚则全身浮肿，喉痛，并伴有腹痛，小便黄。经服中西药，其效甚微（中药为祛风除湿药，西药为溴化钙、过敏丸、安其敏、驱虫药等）。每次持续20多天才逐渐缓解。此次发病，证亦同前，素畏寒。舌偏红，舌下静脉曲张，脉沉略弦。

［辨证］风邪搏于血分，日久瘀阻不行。

［治法］祛风散寒，行瘀活血。

［方药］独活9g，细辛3g，僵蚕9g，防风9g，乌梢蛇9g，白鲜皮12g，地肤子12g，桂枝6g，生地9g，赤芍9g，红花9g，生首乌30g，山楂15g，川芎9g，生甘草6g。

［服法］每日1剂，一剂二次，水煎服。服上药6剂，瘾疹消失，感觉良好，9月4日问其家人，知其所患瘾疹已近期痊愈，未曾复发。

【附记】古人治瘾疹，强调行血养血，故有"治风先治血，血行风自灭"之说。其实养血行血亦须佐以祛风剂，二者须当兼顾。本例患者15

年顽疾，故于活血养血之中佐以独、辛、桂、防、鲜皮、地肤子，更加入虫类药搜风剔邪，以增强效果。

甲状腺囊肿

金某，女，37岁。某局科研所职工。

初诊（1975年10月27日）：患者平素体弱，于1975年8月感冒后，颈项不舒，始发觉左侧甲状软骨旁有黄豆大小之结节，疼痛，当地治疗无效。9月底转某院外科诊治，确诊为甲状腺囊肿，准备手术。患者不同意，故转中医诊治。诊时伴有心慌、失眠、小便黄、尿频尿急、尿痛等症。舌质红，苔薄白，脉滑数无力。患者不仅有甲状腺囊肿，且有急性泌尿系感染。

[辨证] 气阴两亏，热结血瘀。

[治法] 益气养阴，清热散结，行瘀活血。

[方药] 黄芪24g，元参15g，麦冬10g，生甘草6g，连翘15g，夏枯草30g，穿山甲10g，丹参24g，赤芍10g，怀牛膝10g，夜交藤30g，草薢15g，白茅根30g。

[服法] 每日1剂，一剂2次，水煎服。上方连服10剂囊肿消失，他症亦愈。1976年1月22日随访，未见复发。

【附记】甲状腺囊肿似属于祖国医学"痰核"、"瘿证"之类。一般认为系由痰气相结所致。而此例却用益气滋阴，活血化瘀，开结解毒取效。因此，瘀血内阻，湿痰聚生，故见痰核囊肿。湿郁化热，湿热下注，故见尿频、尿急、尿痛等症。治疗径取活血化瘀，开结解毒。不专从化痰除湿着手，则痰结可开，湿热可利。处方以丹参、赤芍、牛膝、山甲活血化瘀，疏通脉络；玄参、连翘、草薢、夏枯草开结解毒，清热利湿，共为祛邪而设；麦冬、玄参滋阴生津，黄芪、白术甘温益气，又为扶正而用。组方并非见痰治痰，见肿治肿，意在抓住囊肿病机而用扶正祛邪，化瘀开结，故病告愈。

此患者患甲状腺囊肿和急性泌尿系感染，看起来，似属两病，但却有瘀血和湿热之共性，故两病一方，其病皆愈。说明中医治病必须在中医理论指导下进行辨证求因，审因论治，找出两病的内在联系，异病同治，上下兼顾，方可获得良效。

痰 核 （一）

应某，男，10 岁，学生。咸阳某局设计处。

初诊（1978 年 3 月 21 日）：患儿半月来发冷发热，有时体温高达40℃，体表淋巴结肿大，唯左腋窝部一淋巴结大如鹅蛋，红肿硬痛，不欲食，大便干，曾肌内注射青、链霉素，静滴红霉素等药，热势稍退，但肿大之淋巴结不消且热痛。因恐惧手术，家长领至内科诊治。诊其舌红苔薄黄，脉弦数。

[辨证] 热毒内聚，气血郁滞。

[治法] 清热解毒，散结化瘀。

[方药] 夏枯草15g，连翘12g，金银花12g，元参9g，生甘草6g，土茯苓9g，赤芍9g，红花6g，桃仁6g，当归6g，僵蚕9g，山楂9g，生大黄6g。

[服法] 每日 1 剂，一剂 2 次。水煎服。

复诊（一周时）：上方共服 6 剂，体温正常，左腋下淋巴结消至杏核大小，其他症状亦有好转，已上学 3 天，用原方稍事加减，以善其后，一月后随访痊愈。

痰 核 （二）

叶某，女，16 岁，学生。咸阳某局家属院。

初诊（1978 年 10 月 19 日）：于半月前发现右颌下有一肿块，逐渐增大，红肿疼痛，影响张口，伴发寒热，纳差。选用中西药（普济消毒饮，大剂青、链霉素肌内注射），外敷二味拔毒散（白矾、雄黄）并内服及外敷六神丸，治疗十余天均欠著效。检查：体温38.7℃，右颌下肿块约 5 × 5cm，质较硬，皮色略红，尚无波动感。

[辨证] 热毒内聚，痰瘀阻结。

[治法] 清热解毒软坚，活血化瘀散结。

[方药] 夏枯草30g，元参15g，蒲公英15g，生甘草6g，生牡蛎20g（先煎），枳壳10g，青皮10g，丹参15g，赤芍15g，穿山甲9g，皂角刺9g，山楂10g。

[服法] 每日1剂，一剂2次，水煎服。并每日肌内注射2支丹参注射液（共4ml）。患部外敷金黄散。

复诊（11月6日）：上药连服14剂，肌内注射丹参注射液20支后，症状显著好转，颌下肿块消散至花生米大小，欲纳食，二便可，舌尖红，脉细数。仍用上方去枳壳加僵蚕9g，服3剂，以清余毒。11月16日家长来诉，药后诸症消失，一切正常。

【附记】淋巴结炎（肿大），属祖国医学"痰核"、"瘰疬"、"气疬"等范畴。患此证可分急性和慢性两类。急性者由于外感风热邪毒，内挟痰饮及瘀血凝于少阳、阳明之经，结核形如鸽卵，皮色略红，坚硬肿痛，伴见寒热。治宜散风清热解毒，祛瘀化痰散结。若延久失治，须防化脓破溃。慢性者多由痰气火邪凝滞于肝胆两经，结核初起如豆，渐而生长，皮色不变，块硬可移，不作寒热，亦不觉痛，日久则微有痛感，其核推之不动，宜疏肝理气养血，解郁化痰散结为主。若日久失治，亦防化脓破溃。总之，不论急性或慢性，溃破与否，均宜内外并治，以促成效。临证时两者务须辨别清楚，施治方能效捷。况且，凡属此类病证，均可适量加用如全蝎、僵蚕、穿山甲等虫类药物，以入络搜邪，攻瘀散结，则效果更为理想。

疖　肿

李某，女，3岁。本院家属小孩。

初诊（1974年7月）：患儿入夏以来，头颈部多处经常发生疖肿，局部红肿疼痛，并伴有发冷发热，食欲减退，大便不畅。曾内服、外用抗菌药物虽有效，但此伏彼起，难以根除。患儿精神萎靡，逐渐消瘦，口唇干燥，舌深红，苔黄，其脉细数。

[辨证] 气候炎热，汗泄失畅，血热瘀滞，发为疖肿。加之消化不良，

脏腑蕴热，日久热毒入于血分。

[治法] 清热解毒，凉血化瘀。

[方药] 黄连3g，黄芩6g，大黄6g，丹皮9g，赤芍9g，生地9g，当归9g，僵蚕3g，甘草3g。

[服法] 每日1剂，一剂2次，水煎服。上法仅服3剂，即疖肿遂消，体温正常，食欲增加，精神好转，稍予调理，再未复发。

【附记】本例抓住热毒入于血分，血热瘀滞之病机，治以清热解毒，凉血化瘀，热清毒解，瘀化血行，药证和拍，取效速捷。因此，对多发性疖肿，或毒热较甚之类疾患，除用清热解毒之品外，活血化瘀药物的适时适量加入，在临证时还应引起重视。

有 头 疽

冯某，男，59岁，干部。

初诊（1977年11月13日）：11月10日颈部左侧生一小粟米状疱疹，后因手搔破，随之肿块逐渐肿大如鸡蛋，局部红肿，疼痛难忍，发冷发烧，不思饮食，项部不能转侧，经注射青霉素及内服消炎止痛中西药并外贴独角莲膏药后，效果仍不明显。故于13日来诊，除主症同上外，另有恶心欲吐，脉洪大。舌红苔白，脸色青黄，体温39℃。

[辨证] 毒热内攻，血行不畅。

[治法] 清热解毒，活血止痛。

[方药] 黄连6g，黄柏9g，黄芩9g，栀子9g，生甘草6g，大黄6g，丹参30g，赤芍12g，连翘30g，金银花30g，皂角刺6g，乳香9g。

[服法] 每日1剂，一剂2次。水煎服。配合西药抗生素，忌食辛辣之品。

11月16日复诊：上药服3剂后，烧退诸症减，肿消并自溃，脉弦，舌苔正常，再予上方加减以清余毒，连服3剂，基本治愈（伤口尚未全部愈合）。

【附记】疽者，气血为邪毒阻滞而不行也。热毒内攻，气血壅滞，故项部粟粒状疱疹初起，不慎搔破，热毒四溢，则脑疽遂发，邪毒内窜，波及脏腑，则恶心呕吐等全身症状出现。但总属热毒、瘀滞为患，故从清热解毒，活血化瘀取效。

肠 痛

杨某，男，30岁，本院解放军学员。

初诊（1974年7月2日）：因饮食不节，并食入生冷不洁之物，加之外感寒邪，微有发热恶寒之感二日，随服解表药未愈。7月2日觉周身疼痛，恶寒加重，脘腹不舒，口苦不欲食，延至下午伴发恶心呕吐，腹痛腹胀，先在脐周比较明显，以后局限于右下腹，体温39℃，白细胞16000/立方毫米，中性84%，右下腹局部有一小包块压痛，并有不典型反跳痛，故以急性阑尾炎收住教学点某职工医院治疗。其脉弦细涩，舌尖红边青黯，苔白腻，面色苍白。

[辨证] 饮食不节，损伤肠胃，湿热郁阻，气滞血瘀。

[治法] 清热解毒，行气祛瘀，排脓消肿。

[方药] 蒲公英30g，红藤30g，木香6g，川楝子9g，山楂15g，丹参24g，丹皮9g，大黄9g，苡仁30g，冬瓜仁30g，附子3g。

[服法] 日夜嘱服2剂，每剂2次。水煎服。并及时针刺两侧阑尾穴，加用常规肌内注射青霉素等。针刺后疼痛即，稍缓解，服药后疼痛大减，体温下降，次日下午即欲下床活动，再服2剂，食欲增加，体温、白细胞降至正常，疼痛消失。故改用健脾和胃之品以善其后，3天痊愈出院。

【附记】阑尾炎一病，祖国医学称为"肠痈"，认为多由热毒壅阻，气血停滞，蕴结肠中而成。本例平素体弱，正不抗邪，再加饮食不慎，复感外邪，内外之因谋合，湿热内生，气血瘀阻而成。除用红花、丹皮、丹参活血化瘀外，更用大黄、银花、蒲公英清泻热毒瘀滞，并佐以木香、川楝子行气导滞以助化瘀，苡米、冬瓜仁利湿排脓以促消肿。不仅如此，并反佐小量附子大辛大热之品，此似与湿热肿毒之证不为合拍，其实，清热与温通相配，则苦寒清热而不致留滞湿邪，辛热温通不致助热伤阴，共奏散结行滞之功。再者，因本例体质素虚，用附子尚有益肾固本之意在内。

脱疽初发

高某，男，32岁。兴平某化建工人。

初诊（1974年8月）：患者左下肢有麻凉痛感，起初未引起重视，以后逐步发展，渐感左脚有发冷麻痛，经诊断为"血栓闭塞性脉管炎"，即休息治疗。曾给扩张血管药物和中药四妙勇安汤化裁治疗近半年，疗效不满意，准备去上海治疗，适逢我在该地教学时就诊。当时患者主觉左脚冷麻疼痛严重，局部皮肤干燥，颜色紫红而暗，遇冷更重，有时变为白色，经常穿棉鞋，足背动脉搏动消失，走路艰难。患者平素胸闷气短，间或发痛，神情烦躁，有时脸上发烧。脉沉细而涩。舌红而暗，舌下有小紫黑点。苔薄白。

[辨证] 寒瘀气滞，脉络闭阻，血瘀不行。

[治法] 活血化瘀，通络止痛。

[方药] 桃红四物汤加丹参、川牛膝、鸡血藤、乳香、没药、穿山甲等为基础方，并随病情变化还分别用过制附子、桂枝、栝楼、薤白、木香、木瓜、地龙、玄参、金银花、甘草等。

[服法] 每日1剂，一剂2次。水煎服。并嘱将每剂药渣另加60g艾叶熬汤熏洗患肢，并每晚针刺足三里、解溪、三阴交等穴位（以后每周2~3次），并用艾卷自熏局部约半小时左右，如此坚持治疗约3个月，病情基本痊愈，疼痛基本消失，局部皮色转为正常，足背动脉复现但仍微弱，其他胸闷气短等症也随之减轻。脉象和缓。舌质正常。并嘱其间断用活血益肾之品和针刺巩固疗效，以后一切正常而告痊愈。

【附记】血栓闭塞性脉管炎，相当于祖国医学之"脱疽"。临床上主要因寒邪外袭，阳气不能达于肢末。若其深入经络，气血运行不畅，故出现寒凝血瘀情况，从而局部血液循环不良，皮肤变白，肢凉麻痛，趺阳脉（足背动脉）弱，甚或消失等。日久，肢体失其所养，而导致坏死脱落。尽管临床分型有虚寒（寒湿）、血瘀、热毒、气血两虚（肾虚）等。但以寒湿较为多见，况且不论何型，其共性是局部血液运行不畅。所以活血化瘀法皆可以兼挟于其他法则之中。治疗中不管祛寒除湿，或者清热解毒，或者补虚养血，总的目的即使之气血充盛，血流通畅。我的体会，单独内服药物效果较慢，如内外兼治，可达事半功倍之效，故采取内服药所剩药渣，加 60g 艾叶再煎熬熏洗局部约半小时，然后针刺（下肢多为解溪，足三里、三阴交、昆仑、血海、太溪等穴，可分组轮流），最后用艾条熏局部约半小时（热毒型不宜）。四妙勇安汤是治疗本病的好方剂，但它适用于气滞血瘀、郁久化热之热毒型最为理想。

痛 经

曹某，女，19 岁。岐山县某供销社职工。

初诊（1975 年 4 月 23 日）：患者从 16 岁初来月经至今，每次经前或经来第一天，小腹疼痛难忍，甚则卧床抱腹，哭叫不安，不能进食，影响工作，经来量少，色暗不鲜，第二天疼痛稍减；月经量多，色紫有血块，三四天经尽，周身乏困，倦怠懒言。素头昏痛，少腹寒冷，喜暖喜按，曾在本地医院治疗，曾给以去痛片、当归丸甚至杜冷丁（盐酸哌替啶）等，始用可缓解，后来亦无效。诊其脉沉细而涩。望其舌色紫黯，舌底静脉曲张。

[辨证] 下元虚寒，经血瘀滞。

[治法] 温通下元，理气活血。

[方药] 当归 9g，川芎 9g，延胡索 9g，赤芍 9g，艾叶 6g，芦巴子 12g，广木香 9g，台乌药 9g，香附 9g，川楝子 12g，红花 10g，郁金 10g。

[服法] 每日 1 剂，一剂 2 次。水煎服。

复诊（5 月 1 日）：服上方 3 剂后，来月经疼痛大减，血块亦少，头昏稍减，尚可坚持上班。舌色较红，脉象较前有力。原方去乌药、郁金，加五灵脂 6g，甘草 6g，益母草 15g，小茴香 6g，继用 3 剂。

同年 6 月 7 日随访，本次月经来潮，症状基本消失，精神好转。

【附记】痛经一证，殊不少见，"痛则不通"，故治疗大法仍以通经为主，然而应查病机审寒热而"通"。如本例患者因其下元虚寒，气血凝滞不通，故治宜温通下焦，理气活血之法。如不抓住其主因，而用一般和血调经止痛之剂，可暂能奏效，比较彻底治愈则难。

经　闭

杨某，女，15 岁。咸阳市某学校初中学生。

初诊（1981 年 2 月 2 日）：因经行生气并用冷水，致月经突然中止，以至四月不行。时有小腹胀疼，遇冷辄甚，周身不适，手足发冷，舌暗苔润，脉沉细涩。

[辨证] 气滞血瘀，胞脉闭阻。

[治法] 理气活血，温通经脉。

[方药] 丹参 20g，生地 10g，赤芍 10g，当归 10g，川芎 10g，桃仁 10g，红花 10g，川牛膝 10g，益母草 30g，桂枝 9g，台乌药 10g，小茴香 6g。

[服法] 每日 1 剂，一剂 2 次。水煎服。

上方仅服 3 剂，月经即来。腹痛手足发冷诸症全无。1981 年 5 月 12 日随访，至今月经正常。

【附记】经闭可由气虚血枯，气滞血瘀，寒凝湿阻等诸因所致。此案则因生气、用冷水而发。气郁则血瘀，冷则经血凝，寒郁相加，瘀阻胞脉，发为经闭。瘀血内阻，气机不通则小腹作胀；阳气不伸则手足发冷。治以活血化瘀，行气温通着手，药合病机，故三帖告愈。

经行呕吐浮肿

刘某，女，43 岁，干部。

初诊（1980 年 3 月 5 日）：每逢行经即烦躁、呕吐、浮肿，月经量少，色黑有块。舌淡暗，苔白滑，脉弦缓。

[辨证] 瘀血内阻，痰湿停聚，瘀痰阻结，冲气上逆，三焦不利。

[治法] 活血调经，温中化痰，平冲降逆，健脾行湿。

[方药] 当归 10g，川芎 10g，赤芍 10g，丹参 30g，焦楂 15g，半夏 10g，竹茹 10g，丁香 6g，干姜 6g，广木香 3g，白术 10g，砂仁 6g。

[服法] 每日 1 剂，一剂 2 次。水煎服。

复诊（1980年3月17日）：上方连服5剂，适逢月经来潮，经调胃和，诸症皆轻，嘱下次经前再服上方数剂，以巩固疗效，后随访至今未见复发。

【附记】经行呕、烦、肿胀，且量少色黑，有块，兼见舌暗，可知总由瘀血内阻，痰湿凝聚，经行不畅所致。冲任之气，不得下行，上逆犯胃则呕吐，扰及心胸则烦躁。瘀阻湿停，三焦不利，气机不行故浮肿，治用四物汤去呆滞之生地加丹参、焦楂以活血调经；半夏、竹茹、丁香、干姜温胃平冲；木香、白术、砂仁理气行湿，从而使瘀消经调，冲降湿行，故诸症告愈。

月经过多

邸某，女，39岁。陕棉某厂工人。

初诊（1980年12月12日）：月经素不正常，先后无定期，本次来后淋漓不断，延续15日不过。经量多，经色黑，夹有血块。小腹胀痛，二便下坠，手足心发烧，面色青黄，舌质黯紫，舌下有瘀点，脉沉略涩。

[辨证] 气血阻滞，胞络凝瘀，新血不生，经水不宁。

[治法] 理气调经，活血化瘀。

[方药] 生地10g，当归10g，赤芍10g，川芎10g，桃仁10g，红花10g，香附10g，枳实12g，益母草30g，茯苓15g，白术10g，旱莲草15g。

[服法] 每日1剂，一剂2次。水煎服。

上方5剂，经止而愈。连续服至15剂即脉象缓和。舌色转正。继以益气活血，扶脾固肾之剂巩固疗效，至今月经基本正常。

【附记】患者月经虽拖延半月，淋漓不断，但非气虚失摄，也非血热妄行。据月经量少，色黑，有块，面青，舌暗，脉涩诸症可知，此属血瘀不行，阻滞胞脉，新血不生，血不归经，气被瘀滞，运行不利，则小腹胀痛，二便下坠，故以桃红四物汤加枳实、香附、益母草活血化瘀，理气调经。时有浮肿，气虚兼见，故佐白术，茯苓健脾利湿。手足心热，阴亏血少，故增旱莲草育阴滋肾，兼以止血。全方活血化瘀，理气调经，兼以健脾利湿，滋肾育阴。属通因通用之法，不专止血，而血止经调，说明中医辨证施治的重要性。

崩　漏

尹某，女，41岁。咸阳某厂工人。

初诊（1978年3月17日）：4年前因难产作剖腹术，并切除了阑尾。此后每次行经淋漓不净，延至12～16天，色紫黑并夹杂瘀块，带下量多。经来腰痛如折，不能转侧，平时疲乏无力，记忆力减退，稍久坐则下肢发麻。诊见面色晦滞，形体肥胖（自述生育两次，每次产后体重均渐增20余斤），脉沉弦硬，舌面花剥如地图色黯，舌下有瘀点数个。

[辨证] 肾气亏耗，瘀血内阻。

[治法] 益肾固冲，活血化瘀。

[方药] 阿胶9g，艾叶炭6g，杜仲15g，桑寄生15g，菟丝子30g，山萸肉9g，仙鹤草15g，焦楂15g，川芎9g，生地9g，当归9g，赤芍9g。

[服法] 每日1剂，一剂2次。水煎服。

复诊（1978年4月5日）：服上方第四剂时月经适来，瘀块明显减少，色黯红，量不甚多，腰痛减轻，继服二剂腰痛止。此次经期仅历时9天即净。脉同前，舌转正常，舌下瘀点已减少。此是肾气渐复，瘀阻未尽，仍用上方加丹参15g，白术9g，炙草6g，以健脾益肾，化瘀调经。尔后继服调理固本之剂，服十余帖，随访未再复发。

【附记】本例为产后及手术后，冲任亏耗，肾气虚损，又有瘀血阻滞，血不归经，故见漏下淋漓不止，血色紫暗有块。瘀血阻络，故经来腰痛如折。此系虚中挟实之证。故用寄生、杜仲、菟丝子、山萸肉、阿胶、生地调补冲任而益肾；阿胶、艾叶、归、地养血止血；用川芎、赤芍、丹参等活血化瘀而止痛。病久气随血耗，因而复诊加用白术、炙草，健脾益气，以培本固元。

乳　癖

陈某，女，30岁，某县招待所职工。

初诊（1977年7月3日）：3年来，每遇情志不畅，即经前乳房胀痛，且痛掣胸胁。近四月来左侧乳房发现肿块逐渐增大，至今已如杏核大小，用中西医治疗见效不著，因惧怕手术仍转中医诊治。患者伴见纳差，脘胀，少寐，舌稍暗，舌底瘀点十余个，脉沉略弦。

［辨证］肝气不舒，痰凝血瘀。

［治法］疏肝理气和胃，活血化瘀散结。

［方药］香附9g，郁金9g，当归9g，丹参15g，赤芍10g，栝楼15g，桔梗9g，露蜂房12g，麦芽12g，砂仁6g，六曲9g，鸡内金9g，五味子9g。

［服法］每日1剂，一剂2次。水煎服。药渣加热，布包温敷局部。

服上方10剂后，乳房肿块日渐缩小，疼痛明显减轻。效不更方，继服20剂，肿块全部消散，疼痛解除，余症亦趋好转。

复诊（1978年1月13日）：已停药四月余，虽其父病故悲伤至极，但此病也未见复发。但仅增加咽部不适，辨其为梅核气，予玄麦甘橘汤加味以调治。

1979年9月随访，前疾痊愈，体胖，身体健康，未见复发。

【附记】中医所称的乳癖，类似现代医学乳腺小叶增生和慢性囊性增生。依据经络的循行分布，乳头属足厥阴肝经，乳房属足阳明胃经。又由于冲任经脉系于肝肾，冲脉隶属于阳明的关系，故本病的发生，常与肝气郁结，气血失调有关。本案为思虑伤脾，郁怒伤肝，冲任气血失调，致气滞血瘀痰凝，阻于乳络，结成核块，而为乳癖。故治以疏肝理气和胃，活血化瘀散结为法，使肝气平，胃气和，冲任调而告愈。

另外，我在治疗急慢性乳病时，在常规的疏肝理气，化痰通结，清热解毒，活血化瘀之品中，又多用露蜂房，因其味甘性平，主入肝胃经，有祛风、通络解毒之功。故对乳病、瘰疬、痹痛、瘾疹等证均有效。不仅内服，尚可外敷。但此药有小毒，用量宜慎。

乳　痛

姜某，女，29岁。咸阳某纺厂工人。

初诊（1979年2月6日）：产后5天，乳汁欠通，两乳房肿胀作痛，伴有恶寒发热，骨节酸楚，纳食减少。曾自服鹿角霜，效果不显，现每次哺乳婴儿时胀痛尤甚，痛如针刺，且乳汁不出。诊见乳房硬而坚，压痛明显，皮色嫩红，无波动感。

[辨证] 肝气不疏，胃火内郁，热毒阻滞，血瘀不行。

[治法] 疏肝清胃，散结化瘀。

[方药] 柴胡10g，露蜂房12g，香附10g，陈皮10g，红花10g，当归10g，川芎10g，赤芍12g，连翘30g，公英30g，路路通12g，白芷10g。给药3剂。

[服法] 每日1剂，一剂2次。水煎服。并用药渣热敷患部，且每日肌内注射丹参注射液2支（共20支）。

于3月初随访，经上方治疗，两天后身热已退，乳房渐而肿消痛减，继之乳汁通畅，正常哺乳婴儿。

【附记】产妇气血运行有序，脾胃运化正常，则乳汁通畅。每因寒热外袭，脉络壅滞，或肝气郁结，疏泄失节，胃热郁滞，阳明积热，肝胃不和，以致经络阻塞，乳汁不通，气滞血凝邪热蕴结而成乳痈，甚则热盛肉腐而成脓。本例尚在初期，故治法中运用柴胡、香附、陈皮疏泄肝气；连翘、公英清热解毒；配蜂房、白芷清热散结消肿；路路通疏通血络；合当归、赤芍等以活血和营。外用药渣敷于患部，以促进清热解毒，活络消肿，通乳止痛之功。

不　孕

钟某，女，28岁。南郑县某公社社员。

初诊（1970年2月初）：婚后4年余，未孕，男女双方经多次检查，均未发现重要的器质性病变。患者常觉小腹寒冷，经行腹痛，量少色暗，伴有血块。平时常有胸胁不舒，腰酸乏力，时有少腹作痛，脉沉略涩，舌黯苔薄。

[辨证] 肾阳不足，虚寒内盛，加之肝郁不舒，气滞血凝。

[治法] 温肾疏肝，活血化瘀。

[方药] 艾叶 9g，香附 10g，吴茱萸 6g，当归 10g，川芎 10g，赤芍 10g，鹿角霜 15g，桃仁 10g，红花 10g，丹参 24g，芦巴子 12g，荔核 15g，益母草 15g。

[服法] 每日 1 剂，一剂 2 次。水煎服。

以上方为基础稍事加减，先后五个月共服 50 剂，并且针灸关元、气海、肾俞等穴，针刺三阴交等，同时作好思想工作，以使勿焦虑，心情舒畅，尔后怀孕生育。1979 年 6 月随访。一切尚好，已做绝育手术。

【附记】不孕原因甚多，除器质性病变外，主要是虚寒、血虚、痰湿、肝郁、血热等，致使冲任失调，滞塞胞宫，不能受精。在临床上"宫寒不孕"之病例不为少见。在治疗上，除温暖下元，调和冲任外，并注意加入疏肝理气、活血化瘀之品，并且配合针灸及作好思想工作，以使气畅血行，冲任调和而受孕。

滑　胎

高某，女，29 岁。某印染厂工人。

初诊（1971 年 3 月）：婚后已流产七胎；少则 40 天，多则二个月左右，经多种办法治疗不效。现觉心慌气短，烦躁，叹息，腰疼腿酸，四肢无力，手足心发烧，夜做恶梦，饮食减少，月经夹有血块，脉象虚弦，舌质淡暗。

[辨证] 肝肾阴虚，瘀阻胞脉。

[治法] 滋益肝肾，活血化瘀。并嘱其半年内勿怀孕，注意情志舒畅。

[方药] 熟地 12g，山药 15g，山萸 10g，云苓 15g，枸杞 12g，菊花 10g，丹皮 10g，丹参 30g，郁金 12g，香附 10g，益母草 15g，红花 10g。

[服法] 每日 1 剂，一剂 2 次。水煎服。

上方连续服用 20 剂，诸症有所减轻后改用五子衍宗丸、金匮肾气丸等加减治疗两月多，诸证基本消除后停服。半年后怀孕，足月生一女孩。

【附记】滑胎原因颇多。此案患者，腰痛腿酸，手足心热，夜间恶梦，烦躁心慌，知肾阴不足，肾气不固。但月经有块，舌质暗淡，又为瘀血不行之象。情志不畅，叹息连连，为肝气不舒之症。分析乃肾阴不足，虚热耗血，肝气不舒，气滞血瘀，从而瘀阻胞脉，胎元不安，且肾阴不足，肾气不充，冲任不调，胎失所养，由此瘀、虚并见，两因相加，故七次堕胎，不能正产。治时嘱暂勿怀孕，先予补肾气，以固冲任，化瘀血以安胎胞，使本固、瘀去、胞脉充盛，故受孕正产。足以说明补虚与祛瘀同施在此病治疗中的重要性。并体会到：

（1）我过去治此症，也一味滋补、安胎，忽视了瘀血不去，新血不生，胎将不固的道理，故收效甚微，教训不少。

（2）重视思想工作在战胜此病上的重要性。患者由于恐惧心理，一怀孕后即想流产之事，害怕堕胎，整天睡卧，忧心忡忡，故气结血瘀；且恐则伤肾，肾气不固，故更易堕胎。

（3）此病怀孕后一味强调静养，卧床不敢起，走路不敢快，甚至不敢大声说笑，实际造成气血不能流通，动静不能结合，亦严重影响胎孕。

热入血室

殷某，女，22岁，工人。住院号45688。

患者因发烧，头疼，呕吐，项强4天，于1975年8月11日以流行性乙型脑炎（脑脊液细胞数147个/立方毫米）收入住院，经中西医结合治疗4日后，诸症减轻，体温由39.8℃降至37.8℃，神志清楚，欲进饮食。家属见其病情好转，又盼康复心切，力图早日热退病愈，虽置经期而不顾，仍自用冷水不断对病员擦浴，冷敷额部。次日患者突然头疼加重，体温复升，渐见胁腹胀疼，烦躁不安，有时意识不清，神昏谵语。月经来潮一日忽止，且量少色黑，二日未解大便。诊见脉象沉数。舌黯红，苔白厚而微灰腻。

[辨证] 湿热郁阻，热血相结，入于血室。

[治法] 行瘀活血，清热解毒，佐以除秽开窍。

[方药] 丹参30g，桃仁12g，红花9g，大黄9g，郁金9g，菖蒲9g，葛根12g，柴胡9g，生石膏60g（先煎），大青叶30g，菊花15g，黄芩12g，连翘30g。

[服法] 每日1剂，一剂2次。水煎服。并同时应用西药脱水剂等。

服药1剂后，大便畅通，月经复来，热退神清，诸证悉减。后继用清热解毒、调理脾胃之品调治，一周痊愈出院。

【附记】流行性乙型脑炎属于中医"暑温"、"伏暑"等范畴。本例入院后，中西医结合，辨证施治已取初效。然而此时邪毒余热尚未清撤，又置经行期间，血室正开，胞脉空虚，易为邪热侵袭，再复用冷水擦浴，使营卫失于宣畅，而致胞宫气滞血瘀。邪热与瘀血相互搏结而有"热入血室"之证。法当行瘀活血，清热解毒。方中石膏、连翘、大青叶、菊花、黄芩、大黄清热解毒通便，使热邪有出路；丹参、桃仁、郁金活血化瘀；菖蒲配郁金开窍化痰，理气解郁。又血室是冲脉下通之处，为肝所主，故选用柴胡、黄芩清肝胆之热，亦达清除血室之邪的目的。

虚　损

吴某，女，38岁。乾县某大队。

初诊（1973年4月5日）：去年3月人工流产后10天，余血未尽时同房，此后渐觉腹痛有块，腰酸，纳食锐减（每日仅能吃二三两），食不知味，且气短身疲乏力，心悸而烦易惊，头昏，潮热消瘦，经闭不行，手足心发烧，行走需人搀扶方可迈步。曾去某医院诊治，检查稍有贫血外，余无重要发现。迭经中西药治疗而病无起色，且有逐渐加重之趋势。诊见面色憔悴，自述心情恐惧，舌紫黯苔白。脉细涩。

[辨证] 流产后恶血未净，复行交合，致瘀血内留，奇经亏损，日久气血两亏而成。

[治法] 活血化瘀，畅通瘀阻之络道，疏肝扶脾，资助气血生化之源。

[方药] 当归12g，生熟地各15g，川芎10g，白芍12g，桃仁10g，红花10g，丹参30g，黄芪30g，胡黄连10g，山楂15g，益母草30g，香附12g。

[服法] 每日1剂，一剂2次。水煎服。

1973年8月17日随访：上方续服30余剂后，诸症基本消失，体重复原，心悸消失，纳食渐增，月经复来，脉和舌润。现抱3岁孩子走路亦不觉明显劳累。

【附记】是例俗称"月间痨"。据其神疲乏力，短气，悸而心烦易惊，显系虚象。然探询病因乃为人工流产后，恶血未净，气血亏弱之时同房而渐起之病，此必瘀血内留，有碍新血化生，延久气血失于通畅，冲任失于调和，反使肝脾为其所累，脾气虚弱，则身疲乏力而短气。血亏损阴，阴虚火旺则心烦潮热，惊悸不安。脾胃俱伤，兼有虚火，故纳食锐减，食不知味。脉证互勘，乃为虚中挟实之证。故以桃仁、红花、当归、川芎、丹参、益母草等以祛瘀生新；黄芪、地黄、芍药、山楂等益气健脾开胃，以资气血生化之原，且助活血化瘀之力；佐胡连以清虚热；用香附以疏肝理气，攻补兼施，共全其功，若苟因虚象犹豫不决而纯补，则气得补而益结，瘀得补而愈凝，不唯补而不受，恐将变证蜂起。

更年期综合征

更年期综合征是指妇女在自然绝经前后 1～2 年左右，或因手术切除卵巢，或卵巢接受放射治疗，以及某些内分泌原因，卵巢功能丧失后所出现的以植物神经系统功能失调为主的症候群。

此病临床比较多见，病情轻重不一，症状牵涉面广，涉及全身多个脏腑，表现出一系列复杂症状，部分严重者，神经精神症状突出，影响工作和生活，必须坚持治疗才能顺利缓解和过渡，此病用中医药辨证施治具有较强的优势，效果比较理想。

病案：张某，女，48 岁，陕西咸阳市某纺织厂工人。

1992 年 7 月 5 日初诊：头晕、急躁易怒，面部时有烘热感约 2 个月，平素腰痛，上肢发麻，颜面及下肢肿胀，胸闷、气憋、心慌，白带多，月经两月未来，舌质黯，苔薄白，脉沉弦细。

[辨证] 心肾阴亏，血瘀兼胸阳不展。

[治法] 养心补肾化瘀，宽胸理气。

[方药] 甘草 8g，小麦 60g，大枣 6 枚，麦冬 12g，仙茅 10g，淫羊藿 10g，当归 18g，栝楼 15g，薤白 10g，丹参 15g，杜仲 12g，桑寄生 15g，川牛膝 12g，白薇 10g，磁石 30g（先煎），6 付。清水煎服，每日 1 剂。

1992 年 7 月 12 日二诊：服上方后烘热感、烦躁、头昏减轻，月经已来，量较多。继用上方加三七粉3g（冲服），当归减为10g，6付。

1992年7月30日三诊：服上方后诸症进一步减轻，胸闷、憋气、心慌均好转。嘱继服上方以巩固疗效，并加服归脾丸以资巩固。

【按】更年期综合征有多种病变类型，按其症候辨证施治，一般均可改善症状，获得较好效果。此例病人疑难之处在于不仅有心脾肾三脏功能失常，而且兼有胸闷、心悸、心慌等心脏症状，西医诊断有"冠心病"。两种病合病，更增加了其病的复杂性。当此之时，仔细辨证。发现其以心肾两虚为主，兼有脾弱胸阳不展为次。故治疗时以甘麦大枣汤甘缓补心脾缓心急，加麦冬养心清热除烦，仙茅、淫羊藿、杜仲、寄生补益肝肾，当归、丹参、川牛膝养血活血，栝楼、薤白宽胸理气，白薇透泄郁热，磁石平肝阳之亢，故用后甚效，坚持治疗20日后，诸症明显减轻，冠心病症状亦减。

解　颅

阎某，男，5个月。咸阳市红旗公社。

初诊（1975年1月23日）：其母诉：两个月来小儿头部逐渐增大，且吮乳无力，神志呆滞，往往目不转睛，大便稀溏，睡时虚惊（经咸阳市及西安等医院诊断为脑积水）。诊时指纹隐现青紫，已过气关，舌体略黯，头面青筋暴露，病情危重。

[辨证] 阳闭窍阻，气血停滞。

[治法] 活血化瘀，理气通窍。

[方药] 仿主治头面瘀阻诸疾之通窍活血汤加味试治（赤芍、川芎、桃仁、红花各3g，茯苓24g，红枣七枚，生姜3片，泽泻6g，川牛膝6g，丹参6g，老葱白3寸，麝香0.09g（前3付无药），黄酒60g，服3剂即有效。经用上方稍事加减，先后服30余剂（并服双氢克尿噻）。再诊（1976年4月6日）：患儿除前额稍大外，其语言、行动、神情、发育等均与同龄小孩基本相同。头围1975年1月23日初诊时为56cm（正常头围应该是42.2～45cm），1976年4月6日为49cm（正常头围应该是48.9～48.8cm）。又于1979年3月1日随访，除前额稍大外（头围为

52cm），其他一切正常。1981 年 8 月再访，小儿精神、智力等均正常。

【附记】脑积水相当于祖国医学之小儿"解颅"证，较为难治。多因肾气不足和脑髓不充所致。故《医宗金鉴》主要用内服扶元散（人参、白术、茯苓、黄芪、熟地、山药、炙草、当归、白芍、川芎、石菖蒲、生姜、大枣），外敷封囟散（柏子仁、天南星、防风各等份，用猪胆汁调匀）治疗。依其古人经验，现有用健脾利湿或益气行水之剂，或外敷或针灸等均取得不同效果。本例按其指纹、舌象认为是阳闭窍阻，气血停滞，且受古人所说"血不利则为水"的启发，故仿王清任主治头面瘀阻诸疾之通窍活血汤加味试治，取得较为理想的效果。重用茯苓以达健脾利水，化痰利窍，安神镇惊的多种功效；加川牛膝、丹参以加强活血化瘀之功，并引血、引水下行。我近年以此方稍事加减治疗 10 多例脑积水患者，除个别时间较长的无效外，一般均能控制病情，或减轻症状，但达痊愈尚较难。

方中黄酒主为疏通经络之用，本例用量较大，药后患儿脸红昏睡（可能是醉象）疗效较好。其他病例用量较小（50～100g），药后无明显反应，效果一般，究竟酒量多少为宜，尚需继续观察。

小儿痉证

张某，男，15 天。汉中白庙公社某大队。

初诊（1970 年 7 月）：患儿生后第七天下午稍觉发烧，躁扰啼哭，仅服数粒七珍丹，至晚哭声不出，牙关紧急，有时抽搐，次日即给疏风散邪止痉中药频频灌服，肌内注射青霉素（当时农村无破伤风抗毒素）无效，病情继续加重，除上述症状外，口唇发紫，全身强硬，不能吮乳，痰声漉漉，大便七日来仅解一点，小便黄少。至第七病日，症情危重，抽搐不止，手足发凉，指纹青已达命关，均认为无救，作不治准备，今作最后努力以救治，针刺人中、地仓、颊车、曲池、合谷、足三里、涌泉，并十宣放血，针后皮肤颜色有所改善，症状稍缓解，故随又用驱风通络、化痰开窍，活血镇痉之中药，煎汤以口角徐徐滴入。方用天麻6g，钩藤6g，天竺黄6g，郁金6g，赤芍6g，葛根6g，丹参9g，川芎6g，全蝎3g，僵蚕

6g, 鲜竹沥一盅, 大黄6g (后下), 川贝母5g (为粉), 并另用鲜金石斛 (根、茎、叶) 约9g另煎, 如法不时滴入。经针药并治一日, 证情逐步好转, 至当晚半夜大便一点, 哭声稍出, 稍能吮乳, 随后照上方稍事加减, 连服5剂, 病已大为好转, 唯全身脱皮, 后仅留肤色青黄, 项强 (向左歪整半年)。又给补养气血、调理脾胃、兼除余邪之剂以善其后。至今患儿除肤色较青黄黑, 稍有贫血外, 其他发育、精神、思维等均正常。

【附记】新生儿破伤风, 古又称"四六风"、"撮口风"等, 乃因断脐时污物毒邪侵入脐部, 以致经络营卫阻滞, 气血不畅, 邪毒郁闭, 肝风发动, 致成抽搐惊厥等证。宋《小儿卫生总微论方》认为本病"亦乃大人因破伤而感风, 则牙关噤而口撮, 不能入食、身硬、四肢厥逆与此证候颇同, 故谓之脐风撮口, 乃最恶之病也"。故治宜祛风邪, 活气血、化痰涎, 止痉厥。本证初期只偏重了荆防等祛风止痉之剂, 而忽视了丹参、川芎、赤芍等通经活络之剂, 所以初起效果不理想。后加强此类药物, 并加入化痰利窍、生津养液之品, 特别是针刺, 致气血通畅, 真正达到"血行风自灭"之功。

不过, 此病病情凶险, 及早采用中西医结合办法积极抢救, 也是很需要的, 特别是破伤风抗毒素一定要及时使用。

小儿浮肿

邵某, 男, 7岁。某地区邮电局。

初诊 (1972年7月15日): 本年初曾感冒发烧咳嗽, 未引起重视, 随后逐渐出现头昏浮肿, 恶心, 疲倦, 小便浑浊起泡等, 才赴医院检查。经详细化验血、尿等, 即被确诊为肾病综合征而收住于西安某医院住院治疗。共住院四个月, 主用激素等药, 病情有所控制, 但因体重增加太甚等因, 家属强行出院改用中医治疗。观其面色㿠白, 呈"激素脸", 体型臃肿、气短乏力, 浮肿, 口唇发紫, 舌质黯红, 自述腰部微痛, 略觉怕冷, 小便浑浊, 泡沫甚多, 诊脉沉涩。

[辨证] 脾肾阳虚, 水停瘀阻。

[治法] 温补脾肾, 利水化瘀。

［方药］制附子 6g，桂枝 6g，寄生 10g，白术 10g，茯苓 15g，猪苓 10g，丹参 15g，红花 6g，益母草 20g，川牛膝 12g，山楂 20g，白茅根 10g。

［服法］每日 1 剂，一剂 2 次。水煎服。

复诊（1972 年 7 月 22 日）：上方服后小便量增色清，诸症好转，但有口渴现象，故上方去附子加黄芪 10g，草决明 12g，又服一周，诸症有所减轻，各项化验有所好转，继用上方稍事加减，如泽兰、狗脊、萆薢、土茯苓、苡仁等，先后服用 106 剂，并肌内注射丹参注射液 200 支，即浮肿全消，体重下降，各项化验正常，复以知柏地黄汤加利水活血药作丸剂嘱服 1 月，以巩固疗效，至今随访，一切正常，未再复发。

【附记】肾病综合征，似属中医"浮肿"等范畴。患者周身肿胀而伴面色㿠白，气短乏力，腰痛怕冷，小便混浊，脉沉，显系脾肾阳虚，气化失司之症，然口唇发紫，舌质黯红，脉搏见涩又为瘀血内阻，血滞不行之象。综合分析，浮肿良由脾肾阳虚，鼓动无力，温煦失司，血瘀水停而成。且"血不行则为水，水不行则致瘀"，从而瘀、水交阻，互为因果，故浮肿日甚。治以益气温肾，活血行水，以使气足阳充，瘀化水行，而肿消告愈。患者血压虽高，但并无肝阳上亢之象，故不施潜降，徒用温化而血压依然降至正常。其中川牛膝一味，功专力宏，不仅滋肾强腰，活血化瘀，且能引血下行，引水下渗，用于此证，颇为得当。曾遇两例多方治疗效果较差的肾病综合征，我曾主以上法辨证治疗，均获痊愈。

癖　积

孙某，男，3 岁，某县耿镇桥附近某生产队。

初诊（1974 年 5 月）：患儿两岁后逐渐腹大，但饮食、精神、二便均正常，未曾重视，腹大日增，遂在西安几所医院检查治疗，除超声波探查肝大肋下 7cm，脾大 2cm 外，其他检查均未见异常。后转入我院就诊，即以"单纯性肝脾肿大"收住入院观察治疗。观其患儿发育中等，面色润活，饮食正常，精神亦好，唯腹大青筋，两胁痞块。舌质黯红，脉弦略涩。

[辨证] 气机郁滞，瘀血内阻。

[治法] 疏肝散结，活血化瘀。

[方药] 柴胡6g，郁金6g，赤芍6g，桃仁5g，红花5g，桔梗5g，三棱5g，丹参10g，鳖甲10g，山楂10g，川牛膝6g，生牡蛎10g（先煎）。

[服法] 每日1剂，一剂2次。水煎服。

每日肌内注射丹参注射液2ml。

伤湿止痛膏，内撒七厘散贴于肿大局部（约一周一换）。此法坚持治疗1月（内服药略有增减），超声波检查脾不肿大，肝肋下2cm，腹大消失，嘱出院继续调养治疗。

【附记】此证似属中医古病名"痞癖"、"癖积"之类。由气血瘀阻而成，故用活血化瘀开结、理气软坚通络，并外贴伤湿止痛膏、七厘散活血散瘀，而使瘀块渐消。患儿年仅3岁，痞块形成的原因似非七情内郁，肝气不疏。饮食、二便正常，可知也非食积、痔积所由。但据腹胀、痞块等辨证，病机仍属于气机失调、血瘀阻络。然气、血与肝关系极为密切，故守病机投以疏肝理气、活血化瘀，佐以软坚，故能取效。

小儿阳强不倒

郭某，男，13岁。咸阳市某小学。

初诊（1980年6月）：小孩阳物强硬不倒一周。初发时只说阴部痒痛，小便时阴茎内烧疼不适，未介意，随后逐步发展成此。经当地卫生所给外洗剂治疗未效。面色略红，口苦目赤，两眦多眵，唇舌黯红，苔黄略腻，脉弦数。阴茎勃起强硬不倒，尿道口红而略肿。其父诉：幼时因高烧，智力受损，13岁才上三年级。细观表情确显呆滞，非系其他不规坏习。

[辨证] 湿热下注，肝经瘀热。

[治法] 清肝泄热，化瘀除湿。

[方药]（1）龙胆草6g，柴胡6g，黄芩10g，栀子10g，木通6g，生地10g，当归6g，赤芍10g，丹参12g，红花6g，大黄10g，生草5g。每日

1 剂，一剂二次。水煎服。

（2）肌肉注射丹参注射液，每日 2 次，每次 1 支。

（3）上方药渣再行煎温，以净纱布，蘸水熏洗阴部。

诸上方法配合使用一周即愈，至今未犯。

【附记】患儿智力受损，神情迟钝，可证阳强不倒为病态而非行为不规。目赤多眵，口苦苔腻，脉弦而数，肝经湿热显然。肝藏血，足厥阴肝脉循于阴器，湿热下注，肝络凝瘀，故舌唇黯红瘀证可见。湿热熏蒸致相火亢盛而阳强不倒，肝络瘀滞，阳郁不宣而更助相火。从而湿热、瘀血两因相加，非清泄湿热，活血化瘀而不能收功。故以龙胆泄肝汤清泄肝经湿热，加用活血化瘀之品，以除瘀血，内外合治，针药并进，药投病机，取效较速。

赤　眼

张某，女，56 岁。泾阳县某队社员。

初诊（1972 年 6 月）：1964 年夏因患"暴风客热"，未经及时治疗，遂转为慢性。多年来眼睑红肿，白睛赤丝密布，迎风流泪，羞明隐涩。伴有头昏疼等。经用西药及疏风散热、清肝明目等中药，有效但不显著。舌黯红，苔薄黄，脉弦细略数。

[辨证] 风热相搏，交攻于上，阻滞目络，日久成瘀。

[治法] 活血化瘀，清肺凉肝，佐以疏风。

[方药] 丹参 30g，桃仁 10g，红花 10g，生地 10g，赤芍 10g，当归 10g，川芎 10g，黄芩 10g，桑皮 10g，木贼 10g，蕤仁 10g。

[用法] 每日 1 剂，一剂 2 次。水煎服。

上方连服 10 剂，并用药渣再煎，熏洗双眼，症状大减，以后稍事调理而愈。

【附记】暴风客热已久，目络瘀血既成，故眼睑红肿，白睛赤丝，舌质黯红等血络瘀滞症显然。病已入络，实非纯用疏风散热，清肝明目之所宜。肝开窍于目，而白睛属肺，病位在乎肝肺，病机关乎瘀血，故用活血化瘀，清肺凉肝，佐以疏风之剂而愈。

鼻 渊（一）

黄某，男，29岁。蓝田某公司工人。

初诊（1980年4月20日）：右侧偏头疼三四年，以右眼眶上为著，痛无定时，痛甚则恶心呕吐，鼻塞不利，兼流黄浊涕，经某医院五官科查见双侧鼻下甲稍大，并拍片检查确诊为"右上颌窦炎"。诊断明确而屡用中、西药无效，舌紫黯，苔白腻，脉弦略数。

[辨证] 胆经痰热久郁，血脉凝瘀不通。

[治法] 清胆化痰，活血通络，佐以通阳。

[方药] 菊花12g，夏枯草20g，丹参20g，磁石30g（先煎），竹茹10g，姜半夏10g，赤芍10g，川芎12g，露蜂房10g，僵蚕10g，白芷10g。

[服法] 每日1剂，每剂2次。水煎服。

复诊（1980年5月6日）：上方5剂，头疼鼻塞诸症减轻，舌黯略减，苔已不腻，脉弦细稍数。痰浊已去，胆热络瘀犹存，仍守原法化裁处方。

[方药] 菊花12g，夏枯草15g，谷精草12g，白蒺藜10g，黄芩10g，丹参15g，川芎15g，赤芍10g，僵蚕10g，露蜂房12g，白芷10g，生草6g。

水煎嘱服5剂，结果服至3剂则头痛止而诸症痊愈，至今随访再未复发。

【附记】鼻渊俗称"脑漏"，《素问》称之为"辛渊"。因肺开窍于鼻，故多从肺论治。然此患者虽鼻塞不通，流黄浊涕而以右侧头疼为主。疼位虽于胆经，且有瘀血痰热见证。分析此由胆经痰热移脑，阻滞血络，瘀痰相结，窍闭不宣使然。故以清胆化痰，活血化瘀，佐以通阳论治。又久病入于脑络，故配以虫类，搜络别邪，眶上也属阳明，特佐以白芷升阳通窍，不从肺治，病亦豁然。

鼻 渊（二）

冯某，女，32岁。咸阳某小学教师。

初诊（1981年2月）：头疼鼻塞流涕3年。近日加重，头痛剧烈，流黄浊稠涕，鼻塞难于通气，严重影响休息、上课等。平时记忆力减退，虽经对症治疗，效不显著，随中医诊治，舌黯尖红苔白，脉浮弦略数。

[辨证] 风热外袭，胆热上冲，瘀血阻络。

[治法] 活血化瘀，疏风散热，清胆解毒。

[方药] 当归10g，川芎12g，丹参20g，赤芍10g，薄荷9g，荆芥穗9g，菊花12g，辛夷花10g，木贼10g，细辛3g，白芷10g，谷精草15g。

[用法] 清水暴火急煎，香气出即服。并嘱患者在煎药时，坐药锅前，以药之香气熏鼻。如此服药7剂，病情大减，后逐渐好转，1981年8月22日随访，一切尚好再未反复。

【附记】此案除据病机从内服活血化瘀、清胆解毒、疏风散热着手论治外，注重使用外熏法，令诸药香气，直达鼻窍通络，以宣通痹郁，其收效较快的妙处也可能就在于此。另外，轻清辛味药采取快火急煎，待香气出即服的煎药方法也当重视。

鼻　衄

马某，男，17岁。

初诊：患者双侧鼻孔断续衄血月余，经查原因不明，屡用中、西药而无效。近两天突然加重，动则衄甚，色暗红夹有血块，伴有头目眩晕，心中烦躁等。舌暗红，脉沉数。

[辨证] 热邪迫血，络瘀妄行。

[治法] 凉血化瘀，佐以清肝。

[方药] 犀角6g（另煎兑服），生地、赤芍、丹皮、元参、麦冬、黄芩、菊花各10g，小蓟、牛膝、白茅根、焦楂各15g。3剂。

[用法] 每日1剂。水煎服。服后鼻衄止而诸证愈，同年底随访未再复发。

【附记】张景岳说："动者多由于火，火盛则迫血妄行。损者多由于气，气伤则血无所藏"。此患者鼻衄虽已月余，但仍舌红脉数，虚象未露，且衄势急猛，色暗而不滴沥清稀，故属热证、实证。肺开窍于鼻，热邪壅盛，上迫肺窍则鼻衄。肝藏血，肝胆之气随血升腾则目眩；心主血，营血之热上扰心神则烦躁；热伤络，络脉凝瘀，血不归经则衄血夹块。综合分析，此属《临证指南》所谓"胆火上升心营热"之鼻衄，良由热邪壅肺，迫血妄行，扰心及肝，络伤血瘀之证。仿叶天士"火邪极盛而载血上泛者，有甘寒咸寒之法"立意，而处以犀角地黄汤加小蓟、白茅根凉血止血，活血化瘀；麦冬、玄参润肺生津以布护肺络；黄芩、菊花清胆凉肝以抑木气之逆；佐焦楂既取活血散瘀止血之用，并防诸苦咸寒之品滋腻伤胃。因药与病机正能合拍，故获捷效。

口　疮（一）

杨某，男，28岁。某厂工人。

初诊（1974年7月5日）：患者一般情况尚好，唯舌下有约绿豆大小的红肿溃疡三处，已一周，疼痛难忍，影响进食，服西药（药名不详）效不显著，大便干，小便黄，舌尖红苔薄白，脉细数。

[辨证] 阳明火盛，心经热炽，热壅血瘀。

[治法] 清热养阴活血。

[方药] 丹参15g，生地15g，丹皮9g，生石膏30g（先煎），木通6g，麦冬9g，酒大黄9g，川牛膝9g，二花15g，连翘15g，黄芩9g，赤芍9g，甘草3g。3剂。

[服法] 每日1剂，一剂2次，水煎内服。并局部敷以冰硼散，取干姜15g，吴茱萸30g，共为细末，用醋调贴两足中心，以引火下行。7月18日随访：溃疡愈合，饮食增加。

口　疮（二）

崔某，女，40岁。某水泥厂工人。

初诊（1974年5月10日）：口腔溃疡12年余，经中、西医多方治疗，效果不著。现舌面下有十余处溃疡面，如麦粒大，色红，进热饮食甚感疼痛，乏力失眠，手脚心烧，月经周期50天左右，色黑，脉细略数。

[辨证] 肾水不足，虚火上炎。

[治法] 上清虚火，下补肾水，佐以引火归原。

[方药] 知母9g，黄柏6g，生熟地各9g，丹皮9g，丹参12g，上油桂15g，莲子12g，麦冬9g，川牛膝12g，泽泻12g，地骨皮12g，生龙骨15g（先煎），胡黄连9g。

[用法] 每日1剂，一剂2次。水煎服。外用吴茱萸30g，干姜15g，捣面醋调贴两脚心。

复诊（1974年8月10日）：上方服15剂，病已大减，现唇略红，仍有米粒大小一溃疡面，睡眠欠实，手足心仍烧，右胁时痛，白带量多。仍用上方去油桂、泽泻加郁金12g，五味子12g。

【附记】口疮为病，实火者十之八九，虚火为患十居一二。实火当清宜下，虚火滋补潜降。然既为火势上炎，必致血络灼伤，热聚血结发为溃疡，在辨明虚实之际，参考此理，酌用活血化瘀之品，目的在于祛瘀生新，有助于疮口愈合。把干姜、吴茱萸末用醋调涂于足心，取其引火下行之意，实火虚火皆可用之。

齿　衄

张某，男，52岁。西安某机械厂。

初诊（1980年8月29日）：患者曾于1970年患急性黄疸性肝炎，其后肝功一直不正常，1974年被诊断为肝硬化，但自觉症状不明显。近一月来发现齿龈出血，日渐加重，甚则衄血如注。每晨起则口内积有黑色瘀血块，两上肢皮肤可见出血点，前额及左胸皮肤见有蜘蛛痣，两手朱砂掌明显可见，肝功能化验不正常，血小板低至23000/立方毫米。伴有胸痛不舒，口苦咽干，尿黄心烦等，舌红紫暗，脉弦略细。

[辨证] 肝郁日久，血络郁滞，络伤血溢，阴液亏损，热毒渐生。

[治法] 活血化瘀，软坚滋阴，兼以疏肝理气，清热解毒。

[方药] 鳖甲（先煎）15g，白花蛇舌草30g，当归10g，三七3g（冲服），三棱10g，郁金10g，川芎10g，白茅根30g，焦楂20g，茵陈20g，丹皮10g，龟板15g（先煎），生甘草6g。

［服法］每日 1 剂，一剂 2 次。水煎服。

复诊（1980 年 11 月 7 日）：上方稍事加减，先后服 20 余剂，则诸症减轻，齿龈偶尔出血，血小板增至 110000/立方毫米，舌暗好转，脉弦细略数，遂更其治法，主治齿衄之标，以凉血止血，佐以散瘀疏肝而处方：犀角 6g（先煎），生地 10g，丹皮 10g，连翘 15g，白茅根 30g，沙参 15g，三七 3g（冲服），焦楂 15g，茜草炭 10g，大蓟 15g，旱莲草 15g，郁金 12g，另用藕节适量煎水频服。

三诊（1980 年 12 月 4 日）：服上方 2 剂则齿龈出血立止，继服 18 剂皮肤出血点消失，蜘蛛痣减少，血小板升至 146000/立方毫米。病人无其他不舒，饮食增进，体重增加，脉象平和，遂结合前两法为一法而处下方以善后：生地 12g，郁金 12g，白茅根 10g，白芍 12g，三七 3g（冲服），茜草炭 10g，焦楂 15g，三棱 10g，旱莲草 10g，丹皮 10g，延胡索 10g，仙鹤草 15g。

［服法］每日 1 剂，水煎服。

【附记】"齿为肾之余，龈为胃之络"，故齿衄多与胃、肾有关。但此患者齿衄兼见皮肤出血点、蜘蛛痣、朱砂掌、胁痛口苦、舌暗脉弦诸症，再据病史，可知肝气郁滞，肝血瘀阻为其本而齿龈渗血为其标。因手足阳明经脉入齿与龈相关，而足厥阴经脉络肝挟胃而与胃相关。且足厥阴肝经一分支下行于颊里，也环绕口唇。故肝体瘀血，则上述经脉环流不畅，瘀血阻络，新血不能安行而发为齿衄。参以口苦咽干、尿黄心烦等症，更知此属肝血瘀滞，肝阴不足，相火偏旺之证，故绝不能"见血治血"而一味止血，而当以逐瘀滋肝清胆治其本，活血止血治其标。

耳 疳

韩某，男，10 岁，学生。

初诊：左耳流脓已 6 年，遇热则甚，并伴有小便不利而热胀痛，尿血，脉弦数，舌尖红苔白腻。

［辨证］湿热久蒸，上犯耳窍，下伤小肠血络。

［治法］清心泄热，凉血解毒，略佐化瘀。

［方药］黄连6g，黄芩6g，黄柏6g，栀子9g，生甘草9g，大黄6g（后下），川牛膝6g，连翘9g，生地9g，灯芯草3g，木通6g，白茅根15g。

［用法］每日1剂，一剂2次。水煎服。上方服2剂，诸症减轻，脉较前和缓，舌正常苔薄白，于上方去大黄，加丹参9g，焦山楂10g。又服2剂后，病变基本痊愈。

【附记】肾开窍于耳，耳痔本当从肾着手治疗。但此案患者，表现耳内流脓，遇热则甚，并伴小便灼热不利，尿血舌红苔腻等症。辨证属湿热交蒸，热毒沿胆经上熏耳窍，挟心火下灼小肠，壅滞气血，损伤脉络，故治用清热解毒，利湿通淋，略佐化瘀，俾热清毒解，湿利瘀消而病告痊愈。

有关活血化瘀法证治述要

第一节 瘀证辨治述要

活血化瘀法是临床常用的有效方法之一，经过历代医家不断的研讨，从而使它不断发展与提高，故为防治多科疾病，特别是老年病起到了良好作用，并显示了广阔前途。由于它的不断发展与提高，人们在学习使用过程中也出现过一些不同见解。兹将我们对有关几个问题的认识再作初步探讨。

一、瘀证诊断，应重视舌象改变

瘀证作为一类临床证候，有其特殊的病理特征。掌握这种特征，对于本证的确诊具有突出作用，我们在多年的临床观察中发现，在瘀证患者中，多有特殊的舌质改变，如舌质青紫或红而不鲜，或散布瘀血瘀点，或舌下脉络曲（粗）张，或舌下有粟粒状大小的紫暗瘀点或紫黯瘀丝等，由此认为，舌象是诊断瘀血证最重要的指征之一。特别是舌下变化尤有意义。我们统计了200例瘀血证患者的舌下变化，发现其不仅可以作为诊断瘀血证的依据，而且还可以作为观察疗效的指标。一般随着病情的改善，舌下脉络粗曲、紫黯、瘀丝瘀点也有所减轻或消失。从理论上讲，舌为心之苗，又为脾之外候，且手少阳心之别系舌本，足太阴脾经连舌本，散舌下，足少阴肾经挟舌本，足厥阴肝经络舌本，又，心主血脉，有诸内必行诸外，故血脉瘀滞之征象可及早从脉络表浅之舌下表现出来。

进而言之，舌象诊瘀，不仅可用于辨证治疗，而且也可作为早期诊断疾病的参考。我们曾根据祖国医学有关症瘕、积聚、噎膈之类的病证多由气滞血瘀、经络不通所致的基本理论，注意观察了肿瘤病人的舌象变化，并将肿瘤病人的瘀血舌象反证于临床再结合现代医学检查方法，使一些肿瘤病人得到及早诊断。

例：梁某，男，36 岁。1976 年 3 月 2 日以腰痛待查住陕西某职工医院治疗。腰痛已一年半，近 4～5 月加重，经多种检查尚未找出原因，迭经治疗亦无效，并继续加重，不能侧转，疼不可忍。同年 5 月 18 日会诊，发现舌边黯红苔白，舌下静脉曲张并有紫黑点且有向外放射状，疑有肿瘤可能，除给予行瘀活血止痛方药内服外，建议再查，6 月初对左耳前一小肿块穿刺物做病理切片，找见恶性肿瘤细胞。

二、瘀证论治，当强调气血相关

气血学说是祖国医学的主要内容之一。古人认为"温气不行，凝血蕴里……"。气为血帅，血为气母，气行则血行，气滞则血凝。故从瘀血的形成机制上看，多与脏腑气机的不畅或五脏气虚密切相关。"因而治疗上，就应'疏其气血，令其条达'，使气顺血活而愈"。气虚或气滞再致血瘀，而瘀血形成后，不仅阻碍气血之生化，而且又可阻滞气机，故始由气病及血，后又由血病及气，如此可形成恶性循环。由于气血在病理上的这种相关性，则论治瘀证，当紧紧着眼于疏其气机，畅其血行。从临床上来看，这是运用活血化瘀法应注意的一个很重要的问题。如因气滞不通的血行受阻而引起的胃脘痛、痛经等偏重于实的一类病证，在一般行气活血的方药中注意用理气活血的如香附、延胡索之类药物，效果就比较满意。再如因久病气虚，不能推动血液畅流而发生的一些麻木、疼痛或偏瘫之类侧重于虚的病证，在一些行气活血方中重用黄芪、当归之类补气活血的药物，取效就比较明显。这就是通过益气药来加速血液流畅，促进血液循环，从而达到益气化瘀，提高疗效的目的。但这决不意味着凡用行瘀活血药必加理气药，如肾阴亏损兼有瘀阻引起之血尿，暑湿火毒，热瘀血阻所致之多发性疖肿，或热病的出血等就不宜加入辛香走窜或补气升阳之类的药物，否则，阴液越耗，则邪火越旺，脉络必将灼伤，瘀阻可能加重。

三、遣方用药，须细审寒热虚实

寒热虚实是辨别疾病性质及机体强弱和病邪消长情况的纲领。

辨证论治是中医学术之精髓，也是临证必须遵循的一个重要原则，活血化瘀方药的运用，自然也不能脱离这一原则，临床上，除了诊查瘀血证的一般指征外，还必须辨清寒热虚实。这和活血化瘀法的具体运用具有密切关系。唯有细审寒热，明辨虚实，在此基础上运用活血化瘀方药，才可望取得理想的效果。从寒热上看，寒主收引，可使血凝不行而成瘀滞，临床上见体痛寒冷、肢凉浮肿、面色青白，脉沉迟涩等表现，治疗上宜活血化瘀配以温通之品，使寒解瘀去而病除，可选川芎、独活、红花、威灵仙等兼有活血化瘀与温经双重作用的药物，再配以桂枝、附子、川乌、干姜等温经散寒之品，选方如少腹逐瘀汤之类；热邪炽盛可使血行壅阻而为瘀结，即王清任所谓："血受热则煎熬成块，临床可见腹痛躁烦、口干恶热、脉弦舌绛等征象，治当活血化瘀配以清解药物，可选清热化瘀之品如丹参、丹皮、赤芍、凌霄花、山慈菇等，或配生地、玄参、黄芩、连翘、银花之类，方剂如犀角地黄汤等。就虚实而论，从血液瘀滞的角度看，似乎瘀血只是实证而无虚证，实际并非如此。气机郁结、痰湿阻滞可致血行瘀滞而形成瘀血，但气虚无力运血或血虚脉道不充致血行不畅而照样可致瘀生。瘀证属实者，如症瘕、积聚等，如患者体质壮实，应采用破血逐瘀力强的药物如䗪虫、蛀虫、水蛭等，方剂以大黄䗪虫丸为代表；属虚者如震颤麻痹、偏瘫等一些久病顽疾，又多伴见气短自汗、体倦乏力等表现者治需活血化瘀再配以党参、黄芪、白术、白芍、鸡血藤之类的补气养血药，临床上每用补阳还五汤化裁而应手起效。此外，临床中还常可见到虚实混杂、寒热并见，急缓交错等症象，遇到此类瘀证，更要详加辨析病机，分清寒热轻重、虚实主次，使药证合拍，才可望获得较好的效果。

如市场上有许多活血化瘀的方剂、成药或单味药物。如冠心苏合香丸、毛冬青制剂等。若一诊断为冠心病，就去使用，结果有的有效，有的没效，其原因可能就是没有明辨寒热虚实。过去我也多认为瘀血主要属实证或寒证，故治疗亦多采用破血祛瘀、疏泄温通之法，但是很局限。从临床上看，固然瘀血属实证、寒证者较多，但亦不尽然。寒性凝敛，可使血凝不行而成瘀滞，正如《素问·举痛论》所说："寒气入经而稽迟，泣而不行，客于脉外则血少。客于脉中则气不通，卒然而痛"。其症状多有体痛肢厥，面色青白，口淡不渴，脉沉迟涩等"寒象"表现，治疗就宜采用活血化瘀配伍温散之法，在处方中的活血化瘀药物之外，再加入温散祛寒药物。

虚实问题也是如此。又因各人禀赋不同，体质互有差异，病期长短不一，病变性质及发病轻重缓急有别，且可兼食、湿、风、痰、火等它邪。临证病情多错综复杂，有时寒热虚实之证交叉互见，虽同是一个瘀血证，其成因、性质和表现就不会一样，治法也不能一成不变，这时就要特别注意抓主要矛盾和矛盾的主要方面，灵活选药组方，方可取得效果。因此，瘀血一证，还不好说只是一个属性概念，而是要通过辨证，确定证候，审因论治。

四、毒瘀交夹，要解毒与化瘀并举

我们在多年的临床实践中发现，在温病及内科杂病和疑难病中，还存在"毒瘀交夹证"这样一类特殊的病证。这里的毒，一指六淫邪盛化火为毒，一指误食或经其他途径进入体内的有毒食物、药物。六淫邪毒，每易生瘀，如：毒邪煎熬熏蒸，炼血为瘀；毒邪壅滞，气机不畅、血阻为瘀；毒血博结生瘀而留络；热毒伤津耗液，使血涩成瘀；热毒迫血妄行，离经之血即为瘀血；而误服或经其他途径吸收而入体内的毒质，则直接腐害气血，导致血瘀。反过来讲，瘀亦可致毒：如瘀阻血滞可使热毒更炽，或毒质壅积，其毒力愈剧；血络凝瘀，气血津液流通受阻，则可化为毒质，如此，由"毒"而致瘀，或因瘀而化生"毒"，毒瘀交夹，互相为恶，临床证候上，既有"毒"的表现，如高热、面红目赤、口干、身痒、尿赤、烦躁、头身痛、局部红肿热痛等，又有"瘀"的特征，如斑疹紫黑、鼻衄、舌质黯，舌下瘀丝瘀点、暮热、痰中带血，或昏谵、抽搐等。故治疗上，徒解毒，则瘀不去；唯消瘀，而毒不除。必须将解毒与化瘀有机地结合起来，使祛其邪毒，则瘀失化源，消其瘀血，则"毒"无凭籍。解毒之法，对六淫邪盛所化者，宜清热解毒，对误服毒物所致者，则清热解毒，益阴利尿并举。

例一：冯某，男，59岁，干部。1977年11月10日颈部左侧生一小粟米粒状疱疹，用手搔破后。肿块逐渐肿大如鸡蛋，局部红肿、疼痛难忍，冷热时作，不思饮食，项不能转侧，经肌注青霉素及内服消炎止痛中西药，并外贴独角莲膏后仍无明显效果。11 月 23 日接诊，更兼恶心欲呕、面色青黄，查舌红苔白，脉洪大，体温 39℃，证属热毒内攻，血行不畅，治以清热解毒，活血止痛为法，方用黄连 6g，黄柏 9g，黄芩 9g，栀子 9g，生甘草 6g，大黄 9g，丹参 30g，赤芍 12g，连翘 30g，金银花 30g，皂角刺 9g，乳香 9g，忌食生辣之品，服方 3 剂后烧退、肿消并自溃，诸症减，再以上方加减 3 剂，病情即基本转愈（此病例已在前临床医案选录中介绍）。

例二：李某，女，25 岁，农民。因误服磷化锌中毒，随送本院附院急诊室救治，经给予洗胃、解磷定、静脉输液等法救治，病情有所好转，但两日后出现全身不时抽搐，神志时清时昧，吐字不清，病后两日未大便，查面色苍黄，痛苦病容，腹胀如鼓，小便黄浊，脉沉数，舌黯红（体温 37℃，余无著变），证属毒热内聚，气血逆乱，以解毒清热、平肝化瘀为法，绿豆甘草解毒汤（自拟）加减：绿豆 120g，生甘草 30g，草石斛 30g，白茅根 30g，连翘 30g，大黄 30g，丹参 30g，赤芍 12g，焦山楂 15g，羚羊角 6g（另煎），钩藤 15g（后下），另丹参注射液一日一次每次 4ml，肌内注射。上方日夜 2 剂（液体仍用），大便通，腹胀减，抽搐轻，次日再进 1 剂，诸症悉除，第三日出院。

【附】"解毒化瘀汤"（自拟方）的说明

我们在临床实践中发现，流行性出血热、暴发型肝炎等病的主要病程所表现的血分证，在临候表现上具有"毒盛"、"瘀盛"并见的突出特点，析其基本病机乃毒邪深入血分，血热毒盛，络损血瘀，瘀阻毒壅，毒瘀交结。治疗的基本原则当解毒、化瘀并举。据此我们在对 104 例出血热患者的临床观察以及参阅并研究了古今 129 篇有关文献的基础上，提出了"毒瘀交结证"一证候概念，并根据毒瘀交结证的基本病机以杨栗山升降散合俞根初犀地清络饮化裁而组成"解毒化瘀汤"以治疗本证，初步观察，收效良好。现将本方的组成与加减略述于下：

[组成] 水牛角 30g（先煎），生地 15～30g，丹皮 10g，赤芍 12g，桃仁 12g，白茅根 30g，白僵蚕 10g，蝉蜕 10g，板蓝根 20g，大黄 15～20g，黄连 6～9g，黄芩 10g，大青叶 12g，丹参 30g，山栀 10g，连翘 15g，升

146

麻 6g。

瘀阻毒伏正脱而属气阴两脱者含人生脉散（即红参或西洋参 10 ~ 12g，麦冬 15g，五味子 6g）；属阴损及阳，阴阳俱脱见寒证者改用王清任急救回阳汤（人参 10 ~ 12g，附子 10g，干姜 9g，甘草 10g，桃仁 12g，红花 12g，白术 10g）。

夹湿：加厚朴 10g，佩兰 10g，滑石等。

五、久病顽疾，多兼瘀血为患

久病顽疾，过去我除仿古人"久病入络"、"怪病多痰"之类诊治外，往往多从虚及其他方面考虑。但近年通过实践，又使我认识到，这些病除过它病久使气血虚损外，往往由于气虚或气滞不能推动血液畅行而发生瘀阻。《素问·痹论》说："病久入深，营卫之行涩，经络时疏，故不通"。所以在临床上就有久病顽疾多瘀之感。如我治愈镇一中年女性，患不明原因间断性高热（每月两次左右，每次持续 3 ~ 7 天，有时高达 39℃以上）十年之久，经各种治疗效不显著，曾用益气退热，活血行瘀之品 18 剂后，证情大为改善。1974 年 10 月在兰州曾治一位 27 岁解放军女战士，曾诊断为慢性肾炎、高血钾症。当时住院治疗已四年余，其主症为身痛不欲食，每日进食 50 ~ 100g，恶心，头及两胁下刺痛，胸闷气短，怕冷，足跟痛，下肢浮肿，心情烦躁，视力极度减退，脉象沉细无力。舌质紫暗，舌底静脉曲张。血钾 42.4 毫克当量/升。非蛋白氮 229mg/100ml，大便隐血试验强阳性，尿蛋白（+++），白细胞 3000 ~ 4000/立方毫米，肝脏平脐质硬。四年余月经未来，数年来上述症状反复出现。如感冒发烧则一切证候加重，进入病危阶段。中医当时辨证为脾肾阳虚，瘀血内阻，故用温补脾肾，益气行瘀重剂试投，方用黄芪、党参、茯苓、丹参、山楂、益母草各 30g，制附子 9g，桂枝 6g，白术 24g，当归 6g，鸡内金 12g，郁金 12g，竹茹 12g，三七 3g（冲服），枸杞 9g。服上方 3 剂有效（前后一直同时用西药），以后稍有加减，但连服数十剂，患者一度诸证减轻，每日能进食 200g 左右，能上三层楼，能亲笔写信叙述病情。血钾降至 8 毫克当量/升，非蛋白氮 60mg/100ml，大便隐血试验转为阴性，尿蛋白（+），白细胞 5000/立方毫米以上。有意义的是：她们曾停中药观察1月，诸证复现（但较前轻），又继服原方一周，则诸证亦减。因久病之体，常常存在元气匮乏或脏腑气机壅郁不展的病理特点。气虚则血行失其动力，而留滞于局部形成瘀血，而气郁不展。血液凝涩，则郁而成瘀，瘀血产生后，又可进一步导致局部或整体的气机不调。或阻碍气血之生化，如是气虚、气郁→血瘀→气虚、气郁→血瘀，形成反复循环的局面，以至临床怪症蜂起，诊疗颇为棘手。根据"久病顽疾多瘀"的认识，我们对临床一些疑难病证，如轰热证、无名定时高热、严重失眠、严重脱发、夜游证、舞蹈病、癫痫、难治性贫血等结合活血化瘀或以活血化瘀为主治疗，每每取得佳效。因此，我体会到，对临床上一般难症顽疾，久治无效，可以从瘀血方面考虑。但是既不能见虚就认为有瘀，更不能见病皆认为有瘀，必须辨证论治，有的放矢。

第二节　常用方药述要

从古至今，活血化瘀方药及兼有活血化瘀方药很多，且疗效甚好，我们在临床上尚自拟几个方剂和几味常用药物，临床效果亦好，故录于此，仅供同道参考。

一、方剂

脑窍通方（自拟方）

［组成］麝香0.1g，丹参15g，桃仁12g，川芎12g，白茅根30g，赤芍15g，菖蒲10g，三七3g等十余味。

［用法］上方经制剂，做成口服液，也可将丹参、桃仁、川芎、白茅根、赤芍、菖蒲煎汤，三七、麝香冲服。

［功用］活血开窍，利水醒脑。

［主治］脑溢血或其他外伤、热病所致之颅脑水肿，颅内压升高，神志昏迷，人事不省或小儿脑积水者，以及脑肿瘤等属于颅脑水瘀证者。

［方义］方中取王清任通窍活血汤意，用丹参、桃仁、川芎、赤芍活血化瘀，消散瘀血；三七化瘀又可止血，防止出血；麝香、菖蒲芳香开窍醒神，白茅根清热止血利水养阴。全方合用，具有化瘀止血、开通脑窍、

苏醒神志、利水降低颅压等作用。

【体会】临床所见不少脑病患者，因颅脑络脉破裂，大量出血，致脑窍闭塞，神机失运，而中医无成熟对证之方；或因脑内水瘀互结，瘀而致水，水盛成瘀，致脑内压增高，神志不清，西医常用降低颅内压之法治疗，虽然当时有效，但常用也存在一些缺点。根据其病因病机、证候表现，拟定此方，名曰脑窍通方，为方便于服用，曾试制成口服液，有时亦作汤剂应用。经大量临床观察，证明对脑溢血、脑水肿、脑外伤、高热昏迷、中风后遗症、脑积水、脑肿瘤等有较好的疗效。

清脑通络汤（自拟方）

[组成] 草决明 30g，川芎 12g，赤芍 10g，山楂 15g，丹参 15g，磁石 30g（先煎），菊花 12g，葛根 15g，地龙 10g，豨莶草 30g，川牛膝 15g，水蛭 6g。

[用法] 水煎服，每日 1 剂，水煎分 2 次服。

[功用] 清脑降压，活血通络。

[主治] 中风先兆症（小中风），症见头痛，头昏，眩晕，耳鸣，肢体麻木，手足逐渐不利，疲乏无力，舌质淡紫，舌下脉络瘀阻，脉弦细等。

[加减] 肝肾不足加山萸肉、杜仲、桑寄生；语言迟钝者加胆南星、菖蒲、郁金、天竺黄；胸闷胸痛者加瓜蒌、薤白、三七；肢体不利者加鸡血藤、威灵仙。

[方义] 草决明、菊花清肝脑之热，水蛭、赤芍、川芎、山楂、丹参化心脑之瘀，磁石平肝阳之亢，川牛膝补肝肾之虚，地龙、豨莶草通络降压，且草决明和山楂可以降血脂，以软化血管。

【体会】清脑通络汤是多年临床总结出来的针对临床常见的中风先兆症（俗称小中风）的经验方。高血压是危害人们身体健康的主要杀手，其形成有一个较长的发展过程，早期以头昏眩晕、肢麻舌麻、血压升高或上下波动、血脂增高等为主要特征。早期预防和治疗对减少脑溢血的发生有十分重要的意义。因此，我们针对早期病机肝热血瘀拟定的清脑通络汤，应用于临床取得较满意的疗效，现已根据此方改造成清脑通络片，并已通过有关部门鉴定。"高冠心"是临床常见疾病，此方加上栝楼、薤白、三七等，也可以运用于既有高血压又有冠心病的患者。

变通天麻钩藤饮（自拟方）

[组成] 天麻10g，钩藤10g，磁石30g（先煎），菊花10g，川牛膝15g，地龙10g，川芎10g，生龙骨30g（先煎），草决明20g，杜仲12g，桑寄生15g，栀子10g，炒麦芽10g。

[功效] 平肝熄风，益肾活血。

[主治] 肝肾不足，肝阳偏亢，肝风上扰，头痛，眩晕，头麻，耳鸣，腰酸，肢乏，烦躁易怒，手足肿胀，血压高，或睡眠不佳，脉弦数者。

[加减] 此方为针对肝肾阴虚，肝阳上亢而设。此类病人临床十分常见。镇肝熄风汤虽为常用，但其力甚猛，胃弱者不宜，天麻钩藤饮清肝安神虽优，平肝益肾活血之力不足。故变通此两方之义，结合现代中药研究成果而拟成此方。

[方义] 方中用天麻、磁石、生龙骨平肝阳之上亢，钩藤、菊花、栀子、草决明清泄肝热，重用草决明还可通便泄热，杜仲、寄生补益肝肾以治本，地龙通经络而降血压，川芎、牛膝活血化瘀，引血下行，炒麦芽健脾护胃，防止重镇药损伤胃气。全方具有清肝平肝，益肾活血，通络降压之功效。

【体会】肝肾阴虚肝阳上亢是临床许多病证的常见发病机制，高血压病中尤其多见。我们临床观察到，此类病人多在中年以后，肝肾日衰时发病，其病主因年老体衰，肝肾不足，肝阳偏亢，但其形成有一个较长的发病过程，且多有肝气郁结，肾虚血瘀、便难络阻等因素综合作用而成。针对瘀血阻络、便干腑气不通、血脂高、动脉硬化等因素，故方中选用草决明、地龙、牛膝等品。据实验研究三药均有较平和的降血压作用，草决明还可降血脂，磁石、杜仲、桑寄生补肝肾之阴而性不滋腻，故可久服以收功。

该方经数百人试用，证明疗效确著。当然由于体质因素差异，在具体应用时，应该结合病情轻重、体质强弱作相应的加减，以求方证更加贴切，取得更理想的疗效。

宽胸通痹汤（自拟方）

[组成] 栝楼15g，薤白10g，降香10g，丹参15g，三七3g（冲），麦冬10g，桂枝6g，生山楂15g，炒枣仁15g，鹿衔草15g，川芎10g，赤芍10g。

[功效] 宽胸散结，活血止痛。

[主治] 冠状动脉粥样硬化性心脏病、心绞痛属气滞痰阻血瘀证，表现为胸闷、胸痛，心慌气短，疲乏无力或下肢浮肿，眠差多梦者。

[加减] 胸闷属气滞者，可加檀香、枳壳；痰湿重苔厚腻者，加半夏、厚朴、陈皮；偏阳虚怕冷，四肢不温者，加制附子，并重用桂枝；浮肿较显著者加茯苓；眠差者加夜交藤、五味子；血瘀而胸前区刺痛者，再加琥珀、桃仁、红花，肝肾不足者加杜仲、寄生。

[方义] 方中栝楼、薤白宽胸利气，化痰散结，以祛痰浊之闭阻；降香、丹参、三七、生山楂、川芎、赤芍、鹿衔草活血行气，祛瘀止痛，以通心脉之痹塞，且此方药物皆性质比较平和之品，具有活血而不伤血的特点，久服可避其弊端；炒枣仁、麦冬养心之阴血；桂枝助心阳之布展并可通脉，使痰散脉通，胸痹可解。

【体会】胸痹之证十分常见，治胸痹之方亦多。古有张仲景的瓜蒌薤白白酒汤，枳实薤白桂枝汤诸方，后有王清任的血府逐瘀汤，近有冠心Ⅱ号方等，若辨证准确，用之均有良效，前人多有报道。我们临床观察，胸痹或心痛病人中以胸阳不振，痰阻浊闭，阴乘阳位及心脉瘀阻病人最多。而这二者多相互并见，只是偏盛不同而已。故综合古今论述及自己临床体会，草拟宽胸通痹汤，作为治疗胸痹心痛之主方。临床凡病机属痰浊闭阻，心脉不通者，咸以此方加减，甚为得心应手。另外，凡病胸痹者，均非短时所成，而有一个较长的发生发展，由轻到重的过程。因此，除急证应迅速止痛外，大多应守法守方常服，才能除去病根，有彻底治愈之望。故此方择药多着眼于长远，不图速效，而求远期疗效。方中之药，性较中和，且加入养阴养血之品，防止偏颇出现弊端。经临床众多病人验证，只要辨证准确，用药得当，剂量合适，用之皆可收较理想疗效。

新加杞菊地黄汤

[组成] 枸杞子10g，菊花10g，生地12g，山萸肉12g，山药15g，泽泻10g，丹皮6g，茯苓10g，磁石30g（先煎），川牛膝12g，决明子20g，川芎12g，山楂15g。

[用法] 清水煎服，每日1剂。

[功用] 益肾潜阳，清脑通络。

[主治] 肝肾阴虚，肝阳上越之头昏，目眩眼干涩，视物昏花，头麻头摇，反应迟钝，记忆力减退，腰膝酸软，兼血脂高，动脉硬化，血压高，舌质红，舌下静脉色紫而胀，脉弦硬者。

[加减] 肾虚甚者，可加杜仲、桑寄生，肝阳上亢重者，加石决明、龙骨、牡蛎，大便干者加草决明到30g，并酌加大黄6～10g，血压高明显者，加豨莶草，川牛膝增至15～30g，失眠者加炒枣仁20～30g，夜交藤20～30g，头震摇者加天麻10g，记忆力下降者加远志10g，菖蒲10g。

[方义] 此方以杞菊地黄丸为主化裁改造而成。方用生地、山萸肉、山药、泽泻、丹皮、茯苓，即六味地黄丸补益肝肾之阴以治本；枸杞子、菊花补肝肾兼明目，清肝热兼清脑；磁石滋肾水以潜阳；决明子、山楂清肝降血脂；牛膝、川芎益肾兼活血通络。全方合用，益肾潜阳，清脑通络之力较强，对肝肾阴亏阳亢，兼有肝热、血瘀之证颇为适宜。

【体会】经多年临床发现，肝肾阴虚，肝阳上亢，肝热血瘀一证，十分常见，而苦于无一对症方药。杞菊地黄丸虽为良方，清肝活血之力不足，天麻钩藤饮清肝平肝虽善，补肾之力较弱，于是宗二方之义，取两方之长而成为"新加杞菊地黄汤"，此方既融会补肾潜阳、清脑通络之功，又具降脂降压之用，是脑病科常用之方。方中特别是磁石，既滋肾水而明目，又潜降肝阳而安神，诚为良药。川牛膝、川芎相配化脑中瘀阻而又引血下行，草决明降血脂润通大便，生山楂活血扩冠而消食，对心、脑、血管三方面均兼顾到，对老年性心脑血管病变，经多年临床实践，用后效果均较理想。

滋阴舒肝汤

[组成] 生地20g，沙参15g，麦冬12g，当归10g，川楝子12g，香附10g，丹参15g，女贞子10g，白术10g，佛手10g。

[用法] 每日1剂，清水煎，分2次内服。

[功用] 滋阴舒肝，清热活血。

[主治] 肝肾阴虚，肝气不舒，兼血热血瘀之胸胁胃脘胀痛，其痛绵绵，咽干口燥，或兼泛酸口苦，或腹胀纳差，或阴黄不退，舌红少津，脉细弦等。

[加减] 大便秘结者加栝楼仁；胁胀痛按之硬加鳖甲、牡蛎；腹痛加白芍、甘草；血瘀重者加三棱、莪术，有黄疸者加茵陈；胆结石者加金钱草、鸡内金。

[方义] 此方取一贯煎意而拟定。肝、脾病后期，阴虚肝郁十分常见，是一个带有共性的证候。前人多以一贯煎为主方。然此方大法虽备，临证多需加减化裁。故用生地、麦冬、沙参、女贞子滋补肝肾之阴，性甘平而不滋腻；川楝子、香附、佛手舒肝气之郁而无香燥之弊，且川楝子、佛手又可清热止痛；肝病久郁必犯脾胃，故方中用白术健脾益气，气郁日久必及血分，故用丹参化解血分之瘀。全方具有较强的滋阴舒肝之力，又可清热活血，健脾止痛，适应证颇广。

【体会】一些慢性疑难病中，常见到病久肝肾阴虚气郁之证，尤其是像慢性肝炎、乙型肝炎、胆囊炎、胆结石、慢性胃炎等疾病，阴虚气郁证更多。经临床多年应用证明，此方疗效比较理想。舒肝解郁，一般多用柴胡，但阴虚者多有虚热，柴胡性升散于虚火不宜，故用川楝子、香附、佛手舒肝而不化燥、不伤阴，且兼清热止痛之用，比较适宜。若肾虚症状突出者，菟丝子、沙苑子、山萸肉等品又可酌加。

加减柴胡舒肝散

[组成] 柴胡12g，芍药10g，川芎10g，香附10g，枳壳10g，甘草3g，郁金10g，三棱10g，焦山楂15g，延胡索10g，丹参15g，麦芽12g。

[用法] 清水煎服，每日 1 剂。

[功用] 舒肝解郁，活血止痛。

[主治] 肝气郁结，气滞血瘀或犯胃克脾之胸胁胀满不舒或胁痛、胃痛、乳房胀满，或走窜作痛，叹气或喜长出气，舌质暗红，舌下脉络粗张，脉弦涩。

[加减] 脾气虚者加白术、茯苓，胃阴虚者加沙参、玉竹、石斛，肝阴虚者加女贞子、枸杞子，肝郁有热者加黄芩、川楝子，肝气犯胃寒热错杂者加黄连、干姜，气郁血滞或痞积者加鳖甲、牡蛎。

[方义] 古今之舒肝解郁方剂甚多，诸如四逆散、逍遥散等，应用很广，各有优劣。张景岳之柴胡舒肝散，在四逆散的基础加减，侧重于舒肝解郁，和血止痛，其疏肝理气、和血止痛作用较强，临床用之效果较理想。我们在长期临床实践中发现，肝气郁结，实是众多疾病过程中的一个常见证型。故以柴胡舒肝散为基础，改造成为"加减柴胡舒肝散"。原方中陈皮和胃，主理脾胃气滞，与枳壳同类，故去之。因此，方中柴胡、香附、郁金三药，皆舒肝解郁之首选药物，用为主药；川芎、丹参、三棱、延胡索活血兼可行气，以化气滞血瘀之证，又可止痛；白芍敛肝阴、枳壳理脾气；焦山楂、麦芽消导健胃，又佐疏肝活血；甘草调和诸药。故方重在舒肝活血，兼可以敛阴止痛，对肝气郁结较重，甚至气滞血瘀，犯胃作痛者，疗效颇佳。

【体会】加减柴胡舒肝散具有疏肝理气、活血止痛的功效。临床广泛用于各种肝气郁结，气滞血瘀较重所致的病证。如肝炎、肝硬化、肝气犯脾克胃之胃炎、胃神经官能症等。方中舒肝之药较多，量不宜过重，柴胡性升散，疏肝一般用 6～10g 即可。三棱、延胡索行气活血止痛，肝区胃脘不痛者可去之，或只用一味即可。

加减桃红四物汤

[组成] 生地 12g，川芎 8g，赤芍 10g，当归 10g，桃仁 10g，红花 8g，丹参 15g，益母草 15g，三七 3g（冲），阿胶 10g（烊化）

[用法] 清水煎服，每日 1 剂。

[功用] 养血活血，调经止血。

[主治] ①妇女月经提前，量多，色紫质黏稠或有血块，腹痛腹胀者。②各种疑难疾患中，属血热血瘀型者。

[方义] 本方在清《医宗金鉴》桃红四物汤基础上将滋腻补精血之熟地改为生地，养阴柔肝之白芍改为赤芍，使之更好地适用于血热血瘀之证。再加川牛膝、丹参加强活血化瘀之功，三七、阿胶止血化瘀，故对妇女月经过多属于血瘀血热者更为适用。曾用此方去阿胶加瓜蒌、薤白、益母草、寄生、山楂治疗多例风湿性心脏病二尖瓣关闭不全、左胸部隐痛或刺痛、心慌心悸等症者，也收到改善症状，缓解疼痛的明显效果。

【体会】月经不调是妇科常见病，其月经量多挟热挟瘀之有血块、腹痛等为常见证型。其病机多实多瘀，桃红四物汤其用虽广，但对血热挟瘀之实证则总嫌其滋腻收敛，故变通之，加上丹参、牛膝加强化瘀之力，三七、阿胶增强化瘀止血之功，使单纯的补血活血之方，变为补血活血化瘀止血之方，临床用之更为恰当。我们曾用加减桃红四物汤治疗数十例血热挟瘀的月经不调病人，疗效满意。后又推广用于"风心病"之心悸胸痛等疑难病属于血热血瘀者，也取得较好疗效。此方具有补血而不滞血，止血而不留瘀的特点，但不宜于气虚不摄或肾虚失固之月经过多。

通脉舒络汤（自拟方）

[组成] 炙黄芪 30g，当归 10g，赤芍 10g，桃仁 10g，红花 6g，地龙 10g，丹参 15g，川芎 10g，鸡血藤 30g，桑寄生 15g，川牛膝 15g，路路通 20g，生山楂 15g。

[用法] 清水煎服，每日 1 剂。

[功用] 补气活血，益肾通络。

[主治] 气虚血瘀，肾亏络阻之中风。症见肢体麻木，半身偏瘫，患肢无力，或口角流涎，腰膝酸软，耳鸣，舌质紫黯，舌下静脉曲张，脉沉细。

[加减] 体肢麻木者加豨莶草，手足发凉者加桂枝，抽动者加全蝎、蜈蚣，语言不利者加天竺黄、菖蒲、郁金，肝肾阴虚明显者加山萸肉、生熟地，头颈麻木或疼痛者加天麻、葛根，大便干燥者加肉苁蓉。

[方义] 此方以王清任补阳还五汤加减而成。王清任发前人所未发，

倡气虚血瘀理论，创制补阳还五汤，为后世治疗气虚血瘀之证如中风、偏瘫、痿证等奠定了基础，拟定了此法。此方临床上应用，的确有较好的疗效。但原方黄芪用量过于重，而地龙、桃、红、归、芍又过轻，临床用黄芪120g者不多，故宜宗其法而变通其方，以适应现代疑难病证，尤其是气虚血瘀络阻之中风。方中黄芪原用生，今用炙，其补力益大，初用30g可矣，久用力不足者可逐渐加重至60～90g，用以补气，使气旺以促血行。鸡血藤、当归补血，与黄芪相配，其有祛瘀不伤血之功。桃、红、芎、药、丹参活血祛瘀，地龙、路路通通络；桑寄生、川牛膝补益肝肾，生山楂消食散瘀降脂。全方配合可补气、活血、通络、益肾，对中风中经络者用之疗效较好，中风恢复期、后遗症期用之亦佳。

【体会】我们用此方为主加减治疗风中经络之气虚血瘀型病人近千人，发病在3个月内者，均取得较好疗效。以此方为基础缩减，制剂成为"通脉舒络液"，已广泛用于住院病人的治疗。并获国家中医药管理局科技成果乙等奖。临床体会，早期应用，坚持应用效果较好，一般在发病后3个月以内，最迟不超过半年者，用后效果最佳。对1年以上者，则只能改善部分症状。另须要坚持用药1～3个月，不要间断，它起效较缓，不可图速效而朝令夕改。在中风后遗症时，根据本方原则，辨证加减，亦取得良好效果。

四参安心汤（自拟方）

[组成] 西洋参10g（也可用太子参代替），丹参15g，玄参10g，苦参10g，炙甘草6g，炒枣仁10g，麦冬15g，生山楂10g，桂枝6g。

[用法] 西洋参另炖，余药加水煎，二者兑入，每日1剂，每剂服2～3次。

[功用] 补益气阴，活血清热。

[主治] 病毒性心肌炎所致之心动悸不安，胸闷心慌，疲乏无力，头昏自汗或有轻度浮肿，舌质红少苔，脉虚大而数或有结代。检查有"心肌损害""心肌缺血"等。

[加减] 胸闷加全栝楼，气短汗出加炙黄芪、五味子，身微热者加白薇或地骨皮，胸痛者加赤芍、桃仁、三七，轻度浮肿者加茯苓、益母草。

［方义］此方用西洋参（或太子参）、甘草益心气；玄参、麦冬养心阴；丹参、生山楂活血化瘀，改善心脏血液供应；苦参清热解毒，且能纠正心律失常；炒枣仁养心安神；桂枝振奋心阳。全方具有两调阴阳、益气养阴通阳复脉、改善心脏供血、纠正心律失常、营养心肌等多种作用。

【体会】病毒性心肌炎后期，毒热已减，余热未净，而气阴两虚，血脉不畅症状突出。古方生脉散虽有很好的补益气阴作用，然无散余热、化瘀血等作用。故拟此方，针对病毒性心肌炎之心肌损害、供血不良、心律失常等病理，几方面兼顾。经治多例此类病人，凡坚持用药者，均有较好疗效，且比炙甘草汤效佳。但若心肌炎早期热毒炽盛者，应重用清热解毒之品，风湿性心肌炎者应重在清热除祛风湿，不可早用此方。

益肾化瘀利水汤

［组成］茯苓 15g，猪苓 10g，泽泻 10g，白术 12g，桂枝 10g，丹参 15g，川牛膝 12g，桑寄生 15g，山楂 12g，益母草 30g，白茅根 30g，通草 10g。

［功用］益肾化瘀，利水消肿。

［主治］肾虚血瘀水肿。如肾小球肾炎、肾病综合征、慢性肾盂肾炎之水肿，小便不利，腰膝酸软，困倦乏力，脸色发暗，脘腹闷胀，舌瘀暗，脉沉涩者。

［加减］阴虚者加阿胶、女贞子，气虚者加生黄芪，气滞腹胀者加大腹皮、槟榔等。

［方义］方中以五苓散为基础，化气健脾利水，加川牛膝、桑寄生益肝肾，丹参、山楂、益母草活血化瘀利水，白茅根清热利水而不伤阴。

【体会】肾虚血瘀是许多疾病过程中的一个共同病机，它可以引发许多疾病。《血证论》曰："水与血相互倚伏……互相维系。"血气不利则为水，水阻则血不行，故水肿病证中，许多证候与血瘀密切相关。且肾虚蒸化无力，水湿易于停蓄，所以肾虚、血瘀、水停三者常同时存在，特别是在一些久治不愈的肾病患者中，尤为常见。所以，此方据此病理而拟定以补肾活血、利水消肿为法的益肾化瘀利水汤，用于肾虚血瘀水肿病人，经长期应用，观察到其疗效满意。

散结软坚汤（自拟方）

[组成] 夏枯草 30g，浙贝母 12g，露蜂房 12g，山慈菇 12g，穿山甲 6g，广郁金 12g，北柴胡 10g，生牡蛎 30g（先煎），制香附 12g，血丹参 15g，僵蚕 10g，海藻 10g。

[功效] 理气活血，软坚散结。

[主治] 凡因痰气交结所致血行不畅，表现为痰核、结节、肿块、症瘕、积聚、乳腺增生、淋巴结核等。

[加减] 如疼痛明显者加三七 3g（冲服），乳香、没药各 10g。肿块在头颈部者，一般可用独角莲膏药外贴局部，因有毒，勿入口内。在胸腹部可贴阿魏化痞膏或伤湿止痛膏，膏内撒七厘散。其煎服后药渣可再加艾叶 30g，花椒 10g 热洗局部有助症状减轻。

二、药物

山楂消食又活血　心脑瘀血功不灭

山楂是常用消食药，传统认为其善消肉食油腻之积，但经多年临床实践及药理研究，发现其能扩张血管，增加冠状动脉流量，降低血压，降低血清胆固醇，强心及收缩子宫等，对心脑血管病作用广泛，疗效显著，值得认真研究总结。

（一）疑难病擅用活血化瘀，山楂可当重任

我们通过多年的临床实践，发现久病顽疾等疑难病，多有瘀血阻滞之势，或多痰瘀交加、痰水互结等病理。在精细辨证的前提下，合理的选择和应用活血化瘀药，往往可收较好疗效。活血化瘀药甚多，药力强弱差异很大，力猛而峻者固可破久瘀之顽证，荡难治之痼疾，但也有伤血耗正之弊端。而疑难之病，常是几年或数十年长期演变、日积月累而成。对此等疑难之病，欲求速效或遍求奇方绝招，绝大多数是不可能的，只能是欲速而不达。因此，必顺应持久之战略，建稳中求效之法，方为上策。

活血化瘀药中，其力峻较猛者如水蛭、虻虫、三棱、莪术之辈，久用

易耗气伤血，对疑难病久病，邪盛正衰者，可暂用而不可久服。桃仁、红花、川芎之属，活血虽为常用，其力亦稍嫌峻，年老体弱者，若搭配不当有一定弊端。而丹参、生山楂等，药性平和，作用广泛，一药多能，活血化瘀功效确切，久用或较大剂量应用，亦未见副作用。久病顽疾属瘀血所致者可首选之。我们用其治疗中风、胸痹、高心压、高血脂等，多收良效。

例：刘某，女，41岁，咸阳市外贸车队职工。

1991年11月23日初诊：主诉胸闷、心慌、气短一年，下肢浮肿半年。一年前开始胸闷，阵发性胸痛，伴心慌、烦躁、气短乏力，近半年来下肢浮肿，曾在西安某医院检查，诊断为冠心病，经治无效且病情加重。舌黯苔白，脉沉细。听诊心律不齐，心音低钝，肺（－），肝区压痛，下肢Ⅰ°浮肿。证属胸阳不振，心气不足，瘀血内阻。处方：栝楼15g，薤白10g，降香10g，丹参15g，三七3g（冲），麦冬15g，桂枝6g，寄生15g，杜仲12g，鹿衔草15g，炒枣仁15g，生山楂15g，元参15g。6付，清水煎服，每日1剂。

1991年12月1日二诊：服上方后诸症减轻，仍感左侧胸部闷、痛，气短乏力，眠差多梦，腹胀，舌质淡红，苔薄白，脉沉细。继用上方去寄生、杜仲、三七，加通草10g，琥珀（冲）3g，夜交藤30g，五味子10g，茯苓15g。到1992年2月22日再诊时，胸闷、心悸均大减，精神愉快，唯因感冒而求治，用前方加疏风止咳之品而愈。

【按】该方以瓜蒌、薤白、桂枝宽胸理气温阳，降香、丹参、三七、山楂活血化瘀，麦冬、玄参、枣仁益阴养心安神，寄生、杜仲、鹿衔草补肝肾强心。方中生山楂配合降香、丹参、三七即起活血散瘀之用，活血而不伤正气，且又防他药碍胃之弊。

（二）活血祛瘀当防耗血伤血，山楂可避害趋利

瘀血现象存在于多种疾病多种证型之中，活血化瘀确能解决不少疑难之症。但若对活血化瘀药力量之强弱、利弊之多寡认识不足，往往也不易取得理想的疗效。凡药皆有其偏性，中药治病就是用药物之偏性纠正人体阴阳气血之偏盛偏衰。活血药固为祛邪之必须，耗血伤血也寓其中，特别是对疑难杂病需久用者，对其每味药的弊端、偏性必须有所了

解，尽可能想办法避害而趋利。一般在活血剂中佐以补血养血或缓和药性之品，如鸡血藤、当归、白芍、地黄之辈，人皆熟知，的确有防止其耗血伤血作用，而选择既可活血化瘀，又可养血滋阴之品的恰当药物，也属于临床必须掌握的技巧。李东垣在《珍珠囊》中所谓的"山楂之甘，宜脾脏消食积而不伤于刻，行气血而不伤于荡"，是对山楂的药力有深刻见解的评语。张锡纯谓：山楂"若以甘药佐之，化瘀血而不伤新血，开郁气而不伤正气，其性尤和平也。"是对其进一步解释。两位先辈明确地指出了山楂消食活血、药性平和的特点。

在治疗疑难病（如老年人血管硬化、高血脂所致的冠心病、高血压病、缺血性中风等）的疗程中运用山楂一药，既可以活血化瘀，又可以防止伤血，还有消食降血脂之功，故皆常用之。肝阳上亢者，可配夏枯草、菊花、川牛膝；冠心病属胸阳不振，痰浊内阻者，可配伍栝楼、薤白、姜半夏、丹参等；妇女痛经，产后下腹瘀阻疼痛者，常配当归、川芎、延胡索、益母草等。

例：杜某，女，52岁，工人。

1992年6月6日初诊：患者头晕头痛，大便干燥，脑中热痛，BP 22.61/12.64kPa（170/95mmHg），眼花，心情烦躁易怒，腰痛，纳食不佳，有强烈情志不舒史，脉沉弦细，舌质红苔白。辨为肝气不舒，肝阳上亢，挟有肝火伤阴。处方：龙胆草10g，大黄（后下）10g，夏枯草30g，磁石（先煎）30g，生地12g，川牛膝15g，龙骨（先煎）30g，栀子10g，白芍12g，丹参15g，地龙10g，生山楂12g，菊花12g。6付，清水煎内服，每日1剂。

1992年6月13日二诊：服上药后头痛头晕锐减，脑中热痛减，但仍纳食不佳，心情怫郁，舌红，苔薄黄，脉细涩。继以上方加减服至7月5日，诸症悉除，后以杞菊地黄汤善后调理而愈。

【按】此方龙胆草、夏枯草、栀子、菊花清泄肝火，磁石、龙骨、白芍平肝潜阳，生地、白芍养肝阴，川牛膝、大黄、丹参、生山楂化瘀引血下行，地龙清热通络降压。方中用山楂者，取其一则活血化瘀，一则酸甘养阴，用不伤正，同时可以活血降压，故收效甚捷。

丹参活血用途广，价廉易得宜发扬

丹参是常用活血药，其用途广，疗效卓越，性平无毒，药源广而价廉易得，是一味值得认真研究和推广的药物。

（一）化瘀活血疗诸疾，上下虚实皆可用

1. 治疗上部疾病　对突发性耳聋，因肝肾不足，血行不畅，耳窍失聪，经中西药物治疗久治难瘥者，治用知柏地黄汤加丹参、磁石、蝉蜕、川牛膝，临证屡验。治肝热上犯耳热怪症，则以丹参与磁石、菊花、夏枯草、生地、龙胆草、川牛膝等为伍，清肝火，化瘀滞，通窍络，临证用之，其效甚佳。治疗高血压者，多在辨证论治基础上选配丹参、磁石，效果卓著。动物实验表明，丹参有扩张外周血管，降低血压作用。对肺气不宣，血行不畅之咳嗽，常用丹参配杏仁、桔梗、川贝母等，活血宣肺，降气止咳。

2. 治下部疾病　丹参通血脉，活血通痹，苦降下行，故对下部经脉久病用之尤验。如治下肢关节风湿痹痛，常以丹参配川续断、独活、川牛膝、桑寄生之属；若风湿热痹，关节红肿热痛者，则以丹参配银花藤、苍术、川牛膝、黄柏、赤芍、丹皮、松节等；治下肢脉管炎常以丹参配当归、鸡血藤、玄参、生草、银花、桂枝、穿山甲等；对月经不调、经闭或产后血瘀腹痛者，丹参配当归、香附、益母草之类或丹参一味为末白酒送服，皆有效。治疗肝肾郁（瘀）热之阳痿、早泄，则以丹参配生地、熟地、知母、川牛膝、黄柏、莲须、阳起石、山萸肉、郁金、羌活、白芍等，名曰固精启阳汤，疗效明显。

3. 治疗虚证　久病正虚，血行无力，久虚多瘀。丹参祛瘀生新，行而不破，前人有"丹参一药，功同四物"之说，《本草纲目》谓之"养血"。用之治疗虚证眩晕，本杞菊地黄汤之意创益肾定眩汤（杞菊地黄汤加丹参、磁石、川芎、天麻），对头晕，腰脊酸软，舌黯淡，脉沉细而涩等肾虚挟瘀者甚效。对血虚心悸失眠者，又常以丹参配炒枣仁、当归、生地、五味子等治之，此即《大明本草》所谓"养神定志"之意也。治气血大虚，肾气亏耗，瘀血不行之虚劳证，又惯以丹参配炙黄芪、当归、首乌、巴戟天之属取效。

4. 治疗实证 无论六淫七情，伤及机体日久，终可导致气血不畅，从而发生气滞血瘀之证。丹参活血行瘀，化滞消积，临床用于实证治疗也多有效验。如肝胃气痛者，常以丹参配檀香、砂仁、郁金取效，此乃气机郁滞，血行不畅，故理气活血，相得益彰。以丹参、茜草根、鸡血藤、紫草、红枣为伍，治疗过敏性紫癜屡效，此即丹参能"破宿血，生新血"，使离经之血归经是也。据报道：动物实验表明丹参具有抑制血小板聚集，降低血小板第3因子活性，使血浆凝血酶原时间延长等作用，进一步佐证了其功效。针对狂证病机多火、多瘀、多痰，在辨证遣方基础上，大量配以丹参可取效。动物实验证明：丹参具有抑制环腺磷酸二酯酶的活力，对大脑皮层有抑制作用。对水肿经闭者又常以五苓散配丹参、琥珀、益母草等收功。

（二）养心安神除虚热，止忡定悸保安康

丹参味苦性寒，入血归心，能清心火，除血热，安神志，定悸烦，故临证用之得当，则病瘥迅捷。如对血虚心悸失眠者，常用丹参与柏子仁、当归、生地、五味子、炒枣仁等相伍。而对心悸怔忡，属心气不足，气虚血瘀者，常以补阳还五汤加丹参、炙甘草、麦冬等治之。对胸阳不振者，用瓜蒌薤白汤或宽胸通痹汤（丹参、栝楼、薤白、檀香、降香、桂枝、鹿寿草、山楂、川芎、麦冬、田三七、赤芍）。对气阴两虚者，用生脉散、益脉通痹汤（丹参、太子参、麦冬、五味子、栝楼、炙甘草、炒枣仁、降香、山楂、鹿寿草）。治胸痹胸痛、失眠惊悸、脉律不齐等症，据炙甘草汤之义创四参安心汤（丹参、西洋参、苦参、玄参、炒枣仁、麦冬、炙甘草、桂枝、山楂、鹿寿草），临床运用皆获良效。对长期服其他方药治疗无效者，予以辨证处方，也可使心电图等检查较快好转或复常。细细推敲，无论胸阳不振或气阴两虚等，皆可致血行不畅瘀血阻滞而病，故宗"不通则痛"之理，运用丹参寓化瘀于辨证方药之中，可增其效也。《本草纲目》谓之"活血，通心包络，……去心腹痼疾结气"，《滇南本草》言云："补心定志，安神宁志，治健忘、怔忡、惊悸、不寐"，可见丹参之功不少。

（三）祛瘀生新通百脉，危笃痼疾显奇功

丹参活血化瘀，通利窍络，调和气血，故治疗危笃痼疾时合理用之，

则功效倍增。如治中风，宗王清任补阳还五汤之意创通脉舒络注射液（主要成分：黄芪、丹参、川芎等）；治中风、脑肿瘤、脑积水等属颅脑水瘀证者，宗王清任通窍活血汤之意创脑窍通口服液（主要成分：丹参、桃仁、麝香、白茅根）；治中风先兆、预防中风发作，创清脑通络片（主要成分：丹参、桃仁），其动物实验和临床治疗疗效卓著，目前为止均未发现其毒副作用。治疗昏迷闭证病人，属热闭者，可用安宫牛黄丸与丹参同煎灌服或鼻饲；对寒闭者，用苏合香丸与丹参同煎灌服或鼻饲；而无论寒热闭证皆常以丹参注射液兑入葡萄糖中静滴。治脱证，常以参附汤加丹参之属煎服或丹参注射液兑入葡萄糖液中静滴，而昏迷凡属痰湿郁闭者又皆配以蒲金丹注射液（石菖蒲、郁金、丹参）肌注，每日 2～4ml，同时可用丹参注射液 4～20ml 兑入 500ml 葡萄糖中静滴，常可使病人症状减轻或转危为安。实践证明，丹参之功，在借其活血通络达四末，去瘀生新利窍闭也。对出血性和缺血性中风常常配伍丹参以活血化瘀而均能获效，其理何在？药理研究证明，丹参可抑制凝血功能和增强纤溶活力，又据中医理论"宜行血，不宜止血"和"消瘀止血"，从丹参改善微循环血流和增加毛细血管网，致使出血部位血管压力下降，可解释其止血作用。因此，活血化瘀对出血性中风有其特殊的作用机制和治疗效果，此乃知常达变，用药之妙也。对癫痫的治疗，则常用丹参配石菖蒲、远志、白茯苓、僵蚕、南星之属治之。治肝肾阴虚阳亢，痰瘀深伏血络之惊叫证，又以丹参配龙齿、川牛膝、琥珀、女贞子、丹皮、羚羊角粉等。且对此等疑难怪症又常用辨证口服汤药另配丹参注射液 4ml/d 肌注，常使长期治疗无效者病情转轻。总之，怪病多瘀，久病挟痰，此乃治疑难杂病之要也。正如《本草求真》所言："丹参……总皆由其瘀去，以见病无不除。"

（四）清肝利胆畅郁滞，症瘕积聚效堪赏

症瘕积聚诸证，初多由肝胆湿热，肝失疏泄，气机不利或脾虚湿阻，致肝脾失调，肝、脾、肾三脏功能障碍，久而导致气滞、血瘀、水停，积于腹中，形成症瘕积聚之证。而丹参归肝经入血分，善行血中气滞，祛瘀行水，活络消肿，故可常用之。如乙型肝炎属肝肾阴虚者，以一贯煎加味必配丹参；黄疸各期，辨证用药也每配丹参；对臌胀水湿瘀阻者，

163

也常以丹参、柴胡、当归、鳖甲、牡蛎、鸡内金、大腹皮、云茯苓、三棱、莪术等相伍；治胆结石，则丹参配大黄、鸡内金、金钱草、柴胡、枳实等，如此处方，对改善肝功能、软化肝脾、缩小肿块、化瘀排石等皆疗效可靠。丹参的药理学研究表明，其具有降低SGPT，保护受损的肝细胞，促进肝细胞再生和抗纤维化等作用。此正乃《本经》所曰之：丹参祛"寒热积聚，破症除瘕"也。

（五）化瘀利湿达三焦，阴水阳水咸可消

丹参通血脉，利水道，消水肿，故可治水停血瘀之水肿。动物实验证明，丹参有改善肾功能，降低氮质血症和消肿增加尿量作用。水肿（阴水）下肢及全身浮肿，腰酸乏力，属肾虚血瘀者（如慢性肾小球肾炎、慢性肾盂肾炎、肾病综合征等），用益肾化瘀利水汤（五苓散加丹参、黄芪、桑寄生、益母草、川牛膝、山楂、白茅根、通草）；治下肢浮肿、困倦乏力、脘腹胀闷疼痛、舌瘀暗、脉结代等，系心阳虚弱，水湿血瘀所致者，常用真武汤合丹参、桃仁、黄芪、白茅根；肾阳不足者投以金匮肾气汤加丹参、白茅根、杜仲等；气滞水停者以柴胡疏肝散合五苓散加丹参等；阳水面目浮肿（急性肾小球肾炎等）属风邪遏肺，三焦气机不利者，越婢加术汤加丹参、云茯苓、车前子、连翘等；属肺气虚寒，水道不利者，苓甘五味姜辛汤加丹参等，皆可增强疗效。临床上只要辨证准确，合理运用丹参，常可有利于消除尿中化验之异常。人体水液的运行。赖肺气之通调，脾气之转输，肾气之蒸腾。若外邪侵袭或脏腑功能失调、或脏气亏虚，皆可使三焦决渎失职，水道不利，外溢肌肤，水肿乃成。水血同源，《血证论》曰："水与血相互倚伏……互相维系。"故水停血瘀相互影响，因而不论阴水阳水，水瘀并存其理同矣，唯轻重缓急侧重有别也，即所谓"血不利则为水……水阻则血不行"矣。

（六）凉血解毒消肿痛，痈毒疮疖皆可用

丹参尚有消肿止痛、凉血解毒、排脓生肌之功。如丹参配连翘、天花粉、蒲公英、瓜蒌等药消乳痈；配银花、连翘、乳香、没药治痈肿疮毒；急性腹痛（急性阑尾炎等）以大黄牡丹汤加丹参、红藤等药效果甚好；慢性阑尾炎又常以丹参配柴胡、云茯苓、黄连、木香、延胡索、香附、蒲公英、神曲等；由于丹参还具有凉血解毒之性，故用绿豆甘草解

毒汤（绿豆、甘草、连翘、石斛、丹参、大黄、白茅根），临证治疗多种中毒每可获效。对湿热毒瘀阴痒带下者（如尖锐湿疣、宫颈糜烂等），常以丹参配黄柏、苦参、生甘草、白术、苍术、淮山药、土茯苓、地肤子、野菊花、白果等内服外洗，疗效明显；对湿热瘀毒热痢者，又常以白头翁汤加丹参，兼高热神昏者另配安宫牛黄丸合丹参煎服，皆可使疗效提高，疗程缩短；对湿热疗疮，则以丹参、苦参、蛇床子等煎水熏洗患处。《大明本草》有丹参治"恶疮痈癣、瘿赘肿毒、丹毒，排脓止痛，生肌长肉"之说。而现代药理学研究证明丹参对葡萄球菌、大肠杆菌、变形杆菌有强有力的抑制作用，对伤寒杆菌、痢疾杆菌有一定抑制作用。

综上所述，药无贵贱尊卑之分，而皆贵在应用之法。丹参性寒味苦，具活血祛瘀。活络通痹、推陈生新、行而不破，达脏腑百骸，安神除烦，解毒凉血，消肿止痛，排脓生肌治痈疮疗痢。若辨证施方，灵活多变，妙用丹参，每获效验。但需注意凡脾虚便溏者、妊娠者均宜慎用。另外，丹参之用量，古今差别很大，据我们应用体会，一般成人常用量在 10 ~ 30g 之间，个别者可用至 60g，且先从较小剂量开始，逐渐加量。

水蛭可治中风痼疾

水蛭，咸苦平，有小毒，归肝经，首载于《神农本草经》，谓其"治恶血、瘀血、月闭、破血瘕积聚……利水道"。张仲景的大黄䗪虫丸以水蛭与大黄、䗪虫、桃仁、虻虫等药配伍，治五劳虚极羸瘦、干血内结、肌肤甲错，两目黯黑，妇女经闭不通等症。现用此方治肝硬化，亦有很好的疗效。在鳖甲煎丸、抵当汤、抵当丸中，均配有水蛭一药，以治疟母、蓄血证。细审仲景用水蛭所治之证，多为瘀血日久成积聚或症瘕，需缓消渐化者，且多入丸散剂。查古代文献，水蛭所治之症虽较广，均言有破血逐瘀通经之功效，用于蓄血、症瘕、积聚、妇女经闭、干血成痨、跌仆损伤、目赤痛、云翳等症。

由于前人记载中有力峻、有毒、破血等论述，故后人皆畏其药力，而不敢大胆应用。我们在临床中，遇到一些疑难久病属瘀血所致，久用活血通经药，如桃仁、红花、川芎等，力不足或久不收功者，便于方中加用水蛭一药，久而久之，发现其效果甚佳，且未见其毒副作用，故引起我们注意，专门进行理论和临床探讨，体会到水蛭治中风等脑部瘀血疾病，应为重要药物。

如石某，男，57岁，甘肃省西峰市农民。该患者从1990年5月6日半夜起，突然右侧肢体瘫痪、麻木、昏迷5天，在当地以脑血栓住院4个月，除右肢功能稍有改善外，症状依旧，已有8个月之久。查其脉左侧弦缓，右缓弱，上肢强直，右下肢稍能迈步，神志清，纳食可，二便正常，舌质红，苔薄黄，舌质不偏歪。观其病历，已久用活血祛瘀中药未效。病程较久，从其发病症状看，属中风证，风中经络波及脏腑，按气虚血瘀论治。处方：炙黄芪30g，当归10g，川芎10g，赤芍10g，桃仁10g，红花8g，地龙10g，路路通15g，水蛭6g，川断12g，桂枝6g，豨莶草30g，生山楂15g，6付清水煎服，并嘱其用煎过的药渣加花椒10g，艾叶30g，煎水外洗。上方连服12剂，右手已能自主活动，麻木减轻，右下肢步履稍有力，自觉效果明显，嘱其携方回家长期服用。3个月后来诉，瘫痪已大为改善，已不麻木，生活能自理。

此病人原已用过补阳还五汤之类的益气活血方药而未能收功，辨证时其证情未变，考虑到祛瘀方药力量不足，故加水蛭、路路通、桂枝、生山楂、豨莶草等祛瘀通络药物，加强其通络之力，而收效显著。后遇数十例此类病人，用一般药物效力不足时，均加水蛭后，效果明显增强。

《本草经百种录》记载："凡人身瘀血方阻，尚有生气者易治，阻之久，则无生气而难治。盖血既离经，与正气全不相属，投之轻药则拒而不纳，药过峻，又反能伤未败之血，故治之极难。水蛭最喜食人之血，而性又迟缓善入，迟缓则生血不伤，善入则坚积易破，借其力以攻积久之滞，自有利而无害也。"结合现代药理研究，水蛭主要含蛋白质，新鲜水蛭唾液中含有一种抗凝血物质水蛭素，水蛭素不受热或乙醇之破坏，能阻止凝血酶对纤维蛋白原之作用，阻碍血液凝固，其醇提取物抑制血液凝固的作用，强于虻虫、蛮虫、桃仁等。

古今论述均说明，水蛭是一种较好的活血祛瘀药，其力较强，善缓化慢消人体之瘀血，而又不伤新血，故对疑难病中瘀阻较久，难以化除消散者，加用水蛭可以提高疗效，尤其是中风、心痛等心脑血管疾病中的顽病痼疾，水蛭不失为一种最重要的选择，临床实践也证明了这一点。

但水蛭总属力量比较强的化瘀消癥药。一般活血祛瘀药可以奏效的，不一定要首先用水蛭，一些易出血的病人也不宜用之。前人所谓水蛭有"小毒"的结论，我们体会即指水蛭活血化瘀之力较猛，用之不当可以产生出血等副作用而言，并非对人有毒害作用。另外，水蛭用法有主张焙干研粉冲服者，也有水煎内服者，当视其病情而论。我们一般水煎用3~6g，焙干冲服者1~3g即可，丸散剂也用1~3g，未见毒副作用。

三棱化瘀止痛力宏性平

三棱，首载于唐代陈藏器的《本草拾遗》。其性苦、平，归肝脾两经。历代本草记载其能破血行气，消积止痛，可治癥瘕积聚、气血凝滞、心腹疼痛、胁下胀痛、经闭、产后瘀血腹痛、跌打损伤、疮肿坚硬等。习惯看法认为其为破血之品，或认为其攻破之力甚强，久服易伤正气，故临床多畏其力而少用。

我们临床治疗一些疑难重症或久病属瘀血所致者，如萎缩性胃炎、肝硬化、经闭日久等，用一般活血化瘀药而力嫌不足者，用三棱后往往收到较好疗效。如一李姓老翁，65岁，因口干口苦、纳差、胃脘部疼痛10余年而就诊，口中无味，脉弦缓，苔薄黄，视其病历，曾在许多大医院求治无效，胃镜示萎缩性胃炎，并有气管炎、尿路感染、增生性脊柱炎等病史。先以肝胃不和论治，继服六君子汤加白芍、乌梅、山楂、石斛、丹参而诸症减，久服则力不足，效力差。于是上两方不变，均加三棱10g，服后胃脘疼痛锐减。此后则以柴胡疏肝散与香砂六君子汤两方为基础，交替加减，但每次均用三棱，调治3月而愈。于是，以后每遇顽固之胃脘痛，时间经久不愈，有瘀血形症，用一般化瘀止痛药香附、丹参、玄胡作用不佳者，均加三棱，收效较为理想，且未见不良反应，于是对此药的化瘀止痛之力印象颇深。

查《医学切问》载其"破一切血，下一切气"，王好古认为其"破血中之气"，《本草纲目》认为其能"破气散结，故能治诸病，其功可近于香附而力峻，故难久服"，则知古今医家皆言其"破气破血，久服损真"的认识是一致的。然其力究竟峻焉缓焉？损伤正气强焉弱焉？主要还需临床验证。从李时珍所论，其功近香附而力峻之语可知其力并非十分峻猛，而近人多畏其破血破气，害怕一个"破"字，而不敢用。近览张锡纯《医学衷中参西录》三棱条下，谓其"气味俱淡，微有辛意，性微温，为化瘀之要药，以治男子痃癖、女子症瘕、月经不通，性非猛烈而建功甚速，其行气之力，又能治心腹疼痛、胁下胀痛、一切血凝气滞之证。"我们认为前人所谓"破气破血"之说，无非说明力强而已，而临床一些疑难久病，气滞血瘀顽痼不化者，三棱又为其首选之品，我们体会，凡临证如萎缩性胃炎迁延日久，症见痛处不移，痛时拒按，夜晚较甚，舌下络脉曲迂或怒张，舌质淡紫等，常以香砂六君子汤加焦三仙、丹参、三棱等，收效甚捷。尤其对一般化瘀止痛药不效或初用有效久用无效者，加用三棱或莪术后，每见止痛之效甚显。观朱良春治此病，每用黄芪30～60g，莪术6～15g之论，笔者想法与朱老不谋而合。

三七化瘀有奇功　可治心痛与中风

三七是常用的化瘀止血药，其止血而不留瘀，活血而不破血，在瘀血与出血单独或同时出现之时，具有其他单味药不可比拟的优势。《本草纲目》首载其药，谓其有"止血、散血、定痛"的功效，可治金刃箭伤，跌仆杖疮血出不止者，亦主吐血、衄血、下血、血痢、崩中经水不止，产后恶血不下，血晕腹痛，赤目痈肿，虎咬蛇伤诸病。其药药力甚强，疗效显著，古代多作止血药应用，其主治无论跌打损伤，瘀肿疼痛，还是各种出血，皆以化瘀止血为主效，临床运用十分广泛。现代药理研究发现三七有很好的止血作用，可降低毛细血管通透性，并且能增加冠状动脉血流量，减少心肌耗氧量，有明显、迅速的降压作用等等。多年临床应用，体会到可用于下列病证：

（一）用于冠心病心绞痛

用三七粉3g（冲服）配合栝楼、薤白、降香、丹参、桂枝、杜仲、鹿衔草、生山楂等，治疗冠心病心绞痛、痰瘀交阻者，有明显的缓解减轻疼痛、减少发作的效果。而且用一般化瘀止痛药效果不明显或作用不佳者，加用三七后其效果明显增强。有的服用心痛定、心得安或硝酸甘油片不能控制心绞痛发作，或效果不满意者，加用三七后，均取得明显的缓解疼痛、减少发作的效果，证明其确有良好的化瘀止痛的作用。

(二）用于乙型肝炎

乙型肝炎气滞血瘀型者，可用三七加入柴胡、白芍、枳壳、川芎、香附、鳖甲、三棱、女贞子、焦三仙等，有活血止痛、改善肝血瘀滞症状的作用。一女性病人，患乙肝3年，经常胁肋、胃脘部胀满不适，嗳气，泛酸，纳差，大便不调，眼干涩，脉弦细，多方治疗，效果不显，辨为肝气郁滞，肝胃不和，用柴胡舒肝散加三七，6付后症状明显减轻，坚持用药1月余，症状基本消失。后遇到"乙肝"病人，凡属气滞血瘀，或肝气犯胃，致胸胁胀满疼痛或胃痛者，均适量加入三七3g，止痛作用明显增强。

(三）用于风湿痹痛

常用三七配入黄芪、当归、威灵仙、独活、细辛、川牛膝、桂枝、淫羊藿等方中，发现其能缓解疼痛，可能与其增强化瘀止痛作用有关。

(四）用于慢性结肠炎

一女性病人，61岁，左侧小腹隐痛7个月，有时大便脓血，镜检示慢性结肠炎。头晕，消瘦，舌质红，苔黄稍厚。断为下焦湿热，用白头翁汤加茯苓、地榆炭、猪苓、焦山楂、三七粉、白花蛇舌草。7付显效，10余付腹痛全除，它症锐减。三七对此例的主要作用是：一止血，二止痛。

(五）用于风湿性心脏病、二尖瓣狭窄

三七配伍丹参、炙甘草、苦参、桂枝、川芎、赤芍、当归、山楂等或加入桃红四物汤中应用。曾治一例16岁少女，患风湿性心脏病、二尖瓣狭窄，胸闷心慌，左胸部有时刺痛，关节疼痛，头晕，月经量多。以上方加减化裁，诊治6次，服药30余剂，两次心脏拍片对比，心界明显缩小，症状明显减轻，心慌心悸大减。

(六）咳血

一病人因肝火灼肺咳血，痰中带血2月余，伴乏力、失眠、大便干，舌质淡红，苔黄腻，脉弦滑。用龙胆泻肝汤加三七粉3g（冲服），大小蓟各10g，大黄10g，6剂而诸症皆除。

(七）高血压病

三七可配合菊花、生地、草决明、葛根、地龙、川牛膝、豨莶草、路路通等应用，有明显清脑降压通络作用，尤适用于有动脉硬化、冠心病

等心脑病变同时存在者，效果甚为明显，曾多次应用，均取得较理想疗效。

（八）可用于中风

三七治中风，应用较广，无论是对缺血性中风或出血性中风，皆为首选药物。脑血栓形成之中经络者，常以补阳还五汤加三七粉 3g 冲服，具有良好的益气活血化瘀之功；脑溢血者出血期，可单用三七粉化瘀止血；后遗症期，三七可配伍黄芪、当归、川芎、路路通、菖蒲、寄生等物，以消散瘀血。

（九）治瘀血头痛

可配伍川芎、地龙、蔓荆子、桃仁、红花等。对顽固性头痛，刺痛久治不愈者，用后可收化瘀止痛之效。

（十）可用于胃痛出血

三七对消化系统的肠胃出血有止血之功，特别是对胃脘痛（如慢性胃炎、胃溃疡等）或伴有黑便者，尤为适宜，它既可以化瘀止血，又可以化瘀止痛。可配伍蒲黄、五灵脂、丹参、延胡索等应用。临床如此治疗多例，均有很好疗效。

至于古今之用于妇科崩漏、产后出血、刀伤、痈肿、跌打损伤、骨折等病证，人皆尽知，此不赘述。

三七之用量，我们一般多用三七粉冲服，每天 3g。此种用法剂量较小，节省药材，吸收较好，值得提倡。汤剂煎服，用量需大一些，一般 6~10g 为宜。曾有文章报道用三七粉一次冲服 6g 引起房室传导阻滞者。我们 1993 年曾治一例严重肝硬化腹水男患者，病人曾误将每日 3g 三七粉服为每日 30g，连服 7 日，不但未见毒副作用，反而诸症减轻，效果明显。故三七的标准用量尚需继续观察研究。

总之，三七化瘀、止血、止痛，内外上下疾患皆宜，内服外用皆可，既止血又化瘀，一药二用，对于出血兼瘀滞疼痛者尤宜。

牛膝当分川怀　补消两擅其长

牛膝，首载于《神农本草经》，其性平，其味甘苦酸，临床用途甚广。《本经》载其"主寒湿痹痿，四肢拘挛，膝痛不可曲，逐血气，伤热火烂，堕胎。"现代药理研究已知其对子宫和肠胃有收缩作用，并能扩张心脑血管、降压、利尿等。此药性平，无寒热燥腻之弊，补消兼长，临床常用，每收较理想疗效，故作探讨。

（一）活血祛瘀，引血下行，善治头部诸疾

牛膝之功，前人多谓其善补肝肾，强筋骨，善治腰膝酸痛和下肢无力，此诚然也。但验之临床，消多于补。其名牛膝既形容其形状像牛之膝，又善治腰膝部疾病之谓。然而，其活血祛瘀，引血下行，实属其主要功能。考"引血下行"之语，自《本草衍义补遗》提出以后，遂为后世所重视。《本草经疏》曰其"走而能补，性善下行。"尤其张锡纯《医学衷中参西录》说："牛膝善引上部之血下行，为治脑充血证之好品"，所以其镇肝熄风汤、建瓴汤中均重用此品至30g，临床收效颇佳。查《名医别录》有牛膝"填骨髓，除脑中痛及腰脊痛"之语，根据多年临床体会，认识到牛膝之活血祛瘀、引血下行，尤善治脑部诸疾。比如临床可用治①肝阳上亢：患者常有血压高，或不稳定头痛，头麻木，四肢困乏等症者，以川牛膝为主，配合菊花、磁石、天麻、川芎、豨莶草、地龙等，取其既可补益肝肾，又可引血下行，常用川牛膝15g左右，疗效较好。②中风证属风中经络者：常表现为肢体麻木、偏瘫、语言謇涩、手足痿废不用等，可用川牛膝配合丹参、赤芍、地龙、川芎、桃仁、红花，兼气虚者可加炙黄芪等，具有较好的活血化瘀止痛及引瘀血下行之功。③梅尼埃综合征：此证以眩晕、不能站立，甚则呕恶等症为主，用川牛膝配合二陈汤，加磁石、丹参、寄生、钩藤、天麻等，治疗多例，甚为效验。④老年性痴呆症：此病多表现为反应迟钝，记忆力明显减退等，若属肾虚血瘀者，可用怀牛膝配合熟地、山萸肉、菟丝子、巴戟、菖蒲、川芎等品。⑤头痛：牛膝性平微苦，凡实火或虚火上冲之头痛，瘀血头痛均可以此作主药，引瘀热下行，而头痛可愈。实火头痛用川牛膝配黄连、石膏、龙胆草、栀子、菊花、川芎等；虚火头痛配生地、玄参、知母、黄柏、蔓荆子等；瘀血头痛可配川芎、白芷、丹参、桃仁、当归、赤芍等。⑥心绞痛、心肌炎、牙痛、龈肿、口舌生疮、吐衄、咽肿者，亦可在辨证方中酌加牛膝以引

血引热下行。总之，牛膝之活血化瘀、引血下行之功，在头部及胸部等瘀热所致疑难病症中应用甚广，其证以实证或虚实夹杂证较多，故均用川牛膝为主。

（二）活血化瘀、引血下行，善治妇产科疑难之证

牛膝的活血化瘀、引血下行对肝肾、冲任、胞宫等下部瘀阻之证也甚为常用，具有引血下行、引药直达病所、化瘀止痛等多种作用。①治经闭、痛经：牛膝配伍当归、丹参、桃仁、红花、延胡索等，可治妇女经闭、痛经属瘀血阻滞者，有很好的化瘀止痛调经作用。②治产后恶露不行，瘀阻疼痛或倒经吐衄：李时珍曰"牛膝所主之病，大抵得酒则能补肝肾，生用则能祛恶血。"其"祛恶血"之语，即包括牛膝可治产后恶露不行，瘀阻腹痛在内。张锡纯亦谓："重用牛膝，佐以凉泻之品，化血室之瘀血以下应月事，此一举两得之法也。"临床若以牛膝配伍生地、当归、白芍、栀子、白茅根之属，治经行吐衄属血热妄行者，用后多有显效。③治症瘕积聚：牛膝药性较平和，虽化瘀而不太伤正气故可久服。《日华子本草》及《本草备要》皆记载其"破症结"。临床常以牛膝配丹参、三棱、莪术、蟅虫等品，可治症瘕积聚，有缓化慢消之功。

（三）补肝肾，强筋骨，利水通淋，善治腰膝酸痛，水肿下肢无力等

牛膝补肝肾、强筋骨之功，临床应用甚广。但其补益之功强与弱，后人知之甚少。《本草正义》明确指出："其所谓补中续绝、填骨髓、益精、利阴气诸说，皆壅滞既疏，正气自旺，不可误认牛膝为填补之品。"由此看来，牛膝之补肝肾并非填精补髓，结合李时珍所说"得酒则能补肝肾"之语，其补多为以通为补，通滞为主，补为次。我们临床体会，多喜用川牛膝，以其通滞化瘀之力强于怀牛膝故尔。①治腰膝酸软无力，属肝肾不足者，可用怀牛膝，但须配杜仲、寄生、续断、木瓜等品；若治痿证可配伍熟地、龟板、锁阳、白芍、豹骨等。②治风湿痹痛：常用于腰膝以下之风湿痹痛，此品有较好的通利血脉、破瘀导滞之功，如独活寄生汤中用之即属此意。③治肾炎水肿：牛膝活血化瘀畅行血脉而利水。《本草纲目》载其可治"五淋尿血，茎中痛"。《中药学》也记载其"能

利尿，行瘀以通淋。"临床除用于淋证外，笔者常用于慢性肾炎水肿。如治16岁女中学生周某，患肾炎一年多，前后住院一年多，仍离不开激素维持，其形已有满月脸、水牛背，轻度浮肿不退。用牛膝配合萆薢、白茅根、益母草、桃仁、红花、肾气丸，6付显效，继服10余付，明显好转，浮肿消退，无任何不适。④治颈椎病：常配葛根、当归、赤芍、川芎、桑寄生、路路通等品。

总之，牛膝有川牛膝、怀牛膝之分，补消之力各有擅长。川牛膝有活血化瘀、引血下行之功，擅长用治头脑部、心胸部瘀阻及下焦、肝肾冲任等处瘀滞之证，故认为其有引血、引热、引水下行之力。怀牛膝补肝肾、强筋骨之力稍强，善治腰膝酸软之疾，但多以通为补取效。

黑木耳食疗药疗两相宜

木耳一药，《神农本草经》中就已记载，附于桑根之后，名檽，有"益气不饥，轻身强志"之功，《名医别录》曰："桑耳一名桑菌，一名木麦，生犍为，六月多雨时采，即暴干。"苏恭曰："桑、槐、楮、榆、柳，此为五木耳，软者并堪啖，楮耳人常食，槐耳疗痔。"李时诊曰："木耳各木皆生，其良毒亦必随木性，不可不慎。"可见古之木耳，早已入药，鉴于生于不同种木材，而具有不同功能。近代随着食用菌科学的发展，人工栽培的木耳之产量质量都大大提高，现今多人工培育菌种植于青冈木之上，已广泛用于各种宴席之上，多视为食疗保健之佳品，药用则比较少。

木耳之性，多云甘平，入胃、大肠经，古之记载有凉血、止血，治肠风、血痢、血淋、崩漏、痔疮之功。其生于桑树上者名桑耳，色黑，主女人漏下赤白汁，血病症瘕积聚，阴痛，阴阳寒热，无子。其白者止久泻，益气不饥。其黄色者治癖饮积聚，腹痛金疮。孟诜认为黑木耳有"利五脏，宣肠胃气，排毒气"的作用。我们受前贤论述的启发，鉴于黑木耳非常丰富，多年来试用于一些疑难杂病，收到较好效果，故愿抛砖引玉，作以简介：

（一）降血脂，治血行不利之麻木，有活血通络之功

黑木耳甘平，偏凉质润。据研究每500g木耳含蛋白质53g，脂肪1g，

糖 35g，粗纤维 35g，钙 1.785g，磷 1.005g，铁 0.925g，核黄素 2.75g，烟酸 13.5g 等物质，具有人体需要的多种营养物质和微量元素。故凡年老体弱，血脂高，手发麻，头昏，血行不利等，均可在炒菜时加用泡软洗净之木耳 30 ~ 60g，经常食用能明显改善症状，也可煮汤或研粉冲服，但要坚持长期服用。

（二）治误吞金属

以黑木耳 30g，温水泡软、洗净除去杂质，与韭菜同炒后食用，可因缓下作用带出金属物。

（三）治胃柿石

黑木耳 30g，泡软洗净，加入蜂蜜适量，吃木耳喝蜂蜜水，坚持服用 3 ~ 4 天，能排除胃柿石。我们用此法已治愈 4 人。其机制可能是利用其"利五脏，宣肠胃气，排毒气"作用，润肠缓下。

（四）治血痢日夜不止

《圣惠方》记载：治血痢日夜不止，腹中疞痛，心神麻闷，取黑木耳一两（30g），水二大盏，煮木耳令熟。先以盐、醋食木耳净，后服其汁，日二服。

（五）治崩漏

验方用木耳 250g，炒见烟，为末，每服木耳末 6g 加头发灰 1g，共用好黄酒调服出汗。

现用木耳，多为人工培育的食用菌类，多寄生在青冈树朽木上，故无毒，食用药用均安全。但据报道，木耳采集后必须晒干后贮存备用，新鲜之品不宜食用，防止杂有它菌。

总之，随着老龄人增多，心血管疾病显著增加，黑木耳的食用药用价值必将得到进一步开发利用。

益母草水瘀互结可用

益母草在《神农本草经》即有记载，名曰益母、益明，《本草图经》始称益母草。在相当长一段时间里，主要作为妇科常用药，治疗产后病、痛经、症瘕、瘾疹痒等，故有"益母"之后。后世用于治疗急性肾炎浮肿和血尿，取其有利尿祛瘀作用，服后水肿消退迅速，食欲增加。我们根据其所具有的活血利水双重作用，治疗脑水肿、小儿解颅，取得比较理想的效果，故有必要作一探讨。

苏恭曾曰益母草捣汁服，主浮肿，下水，消恶毒疔肿、乳痈丹游等毒。李时珍认为其"活血破血，调经解毒，治胎漏产难，胎衣不下，血运血风血痛，崩中漏下，尿血泻血，疳痢痔疾，打扑内损瘀血，大便小便不通。"故可知益母具有活血、利尿、解毒等多种功能，一药而兼化瘀利水，水瘀互结可用也。

《本草汇言》载："益母草行血养血，行血而不伤新血，养血而不滞瘀血，诚为血家之圣药也。"《本草求真》也认为：益母草"消水行血，去瘀生新，调经解毒，为胎前胎后要剂……味辛则于风可散，血可活，味苦则瘀可消，结可除，加以气寒，则热可疗，并能临证酌施，则与母自有益耳。"从以上这些论述，可知益母草的作用甚为平和，虽有活血利水解毒之能，而久用重用不伤正气，体虚体弱，对年幼年老之水瘀互结之证，甚为合适。

据此，我们临床常用于以下诸症：

（一）治痛经

治气滞血瘀引起的痛经，常与延胡索、当归、白芍、香附、川牛膝等补血养血行气止痛药物组合成方，益母草剂量要大一些，一般常用30g左右，大多有明显效果。

（二）治产后病

如产后出血或恶露不绝，腹部胀痛，出血量少，或夹杂血块，由子宫收缩无力引起者，常配合当归、酒芍、艾叶、川芎、焦山楂，偏寒者再加炮姜、台乌等，效果较为理想。现在已经证实益母草具有收缩子宫，显著增加子宫肌肉的收缩力和紧张性。对折伤内有瘀血者也可用，如《外台秘要》记载的益母草膏。

（三）治急性肾炎水肿、血尿

用益母草30~60g，生品可以更大一些，单用或加入辨证方剂中用，甚为有效。常配伍猪苓、茯苓、连翘、白茅根、丹参、浮萍、桑白皮之类，现已为临床所常用。肾结石也可配伍冬葵子、石韦、鸡内金、海金沙等同用。

（四）治解颅

解颅多为西医之脑积水，病机多为水瘀互结证。益母草既可活血又可利水，甚合其病机。常配伍当归、赤芍、红花、川芎、葛根、丹参、白茅根、泽泻、琥珀、茯苓、麝香、车前子、山楂等，用后效果明显，已有多例治验病案。

（五）治高血压

据报道，益母草水浸剂等对麻醉动物静脉注射有降压作用，其乙醇制剂对在位兔心有轻度兴奋作用，还有抗血栓形成和促进血栓溶解作用，故用于高血压病，既可以因其利尿作用而降低血容量，又可因其活血、溶栓、强心作用，改善外周血循环。凡高血压病头目眩晕、心慌心悸或有轻度浮肿者，用之有较好效果。常配伍平肝清肝之菊花、天麻、钩藤、石决明、白芍、牛膝、磁石等应用。

（六）治症瘕积聚（如慢性附件炎、盆腔炎等）

取本品有活血祛瘀而性平可久服以缓化慢消之特点，常配伍当归、丹参、三棱、赤芍、红花、牛膝、小茴香、台乌等组方。但要久服方有效。

总之，益母草虽曰"益母"，但不止用于妇科，实则对内科水瘀互结之证疗效亦好。中医认为"血不利则为水"，而益母草既可活血消症，又可利水消肿，两擅其长，对凡瘀血久留，水瘀互结之脑水肿、颅内压增高、急性肾炎、高血压等，均可以之治疗。但此药作用平和而力弱，用量一般需大，30～60g 为成人常用量，治肾炎时干品可用至 90～120g，鲜品 180～240g，方有显效。

黄芪用途广　益气为栋梁

黄芪是临床应用最广的一味补气中药，几千年来被广泛地用于多种病证的治疗，而且其作用不断有新的发现，所治病证，越来越扩大。兹就我们应用此药在活血方面的体会，谈几点感想。

(一) 补气活血,其功卓越

黄芪之益气作用,世所公认,而对其活血作用,尚认识不足。其实,早在《名医别录》中就有"逐五脏间恶血"的记载,《日华子本草》云能"破症癖";《本经逢源》说可以"通调血脉,流行经络,可无碍无壅滞也"。王清任的"补阳还五汤",是将气虚血瘀的理论用于临床,治疗气虚血瘀的著名方剂。

从临床实践看,瘀血证存在于众多疾病的各种阶段及证型中,而气虚血瘀又是造成血瘀证的一种常见病因。因黄芪能补气,气为血帅,气行则血行,气虚则血运无力,必然运行迟滞而瘀,故气壮则血畅行。《本经疏证》说:"黄芪利营卫之气,故凡营卫间阻滞,无不尽通,所谓源清流自洁也。"现代药理研究证实,黄芪有强心、增加心搏出量、扩张外周血管等作用。因此,黄芪的补气活血作用,不仅在理论上而且在临床实践中均是有充分根据的,以此来治疗疑难病证,用途甚广。

1. 补气活血,擅长治气虚血瘀中风 黄芪大补脾胃元气,使气旺以促血行,可用于气虚血瘀所致的中风。常用炙黄芪 20~30g,配合当归、赤芍、桃仁、红花、川芎、地龙等,如补阳还五汤,用治半身不遂、口眼歪斜、语言謇涩、下肢痿废、小便频数等症。经多年临床运用,确有较好疗效。病久气虚甚者,黄芪用量可逐渐加大至 60~90g。

2. 补气通滞,可治血痹 黄芪补气,使营卫气足,可推动血运,如配合养血活血药,可治血痹。如黄芪配伍桂枝、白芍、生姜、大枣,即黄芪桂枝五物汤,治疗血痹证之肢体麻木,现代用此方化裁,可用于坐骨神经之痛等疑难病证,有较好疗效。若以黄芪配伍姜黄、当归、赤芍、防风、羌活等即蠲痹汤,可用于上肢风湿痹痛,现用于肩周炎等,也取其补气活血通痹之功。故在临床上,凡属血痹证者可放胆用之。

3. 补气活血,可消症散瘤 部分症积、肿瘤病人,元气虚弱,不但因气虚无力推动气血运行而致血滞痰凝,而且因气虚血弱,无力抵抗病邪,驱邪外出,致成症积、肿瘤。可用黄芪配伍其他扶正、活血、化痰软坚,消散症积之品,用于肿瘤的防治,起到扶正祛邪,补气活血的作用。现代许多肿瘤防治方中均配伍黄芪,其意即在于补气扶正,消症散瘤。

4. 补气活血,可治折伤、恶血凝滞肿痛 《普济方》有黄芪散(黄芪、白芍、生地、附子、当归、续断、桂心、干姜、大黄、花椒）可治跌打、骨折所致恶血瘤滞，凝滞疼痛，具有补气活血消肿之功。该书还用黄芪配桔梗治疗胸痹，也是此意。

第三节 活血化瘀法治疗疑难杂病述要

一、疑难病症的概念

疑难病症的概念历来比较模糊，含义不一，时至刻下，未得规范。我们认为，所谓疑难者，当以"疑"或"难"为其特点，而临床主要体现在疾病的诊断和治疗方面。"疑"是指诊断上疑惑不解，对疾病的临床表现不知所因，其机制不明，治疗无从下手者；"难"乃谓疾病屡治不效或疗效不佳，久治不愈者。概而括之，疑难病症的含义有5点：①病证查无出处，难于命名，诊断不清，病因病机迷惑，治疗无从下手者。②临床罕见或少见疾病，且易被医者忽视者。③病因病机复杂多变，屡治不效或效果不佳，久治不愈者。④诊断明确，病因病机不惑，但目前尚缺乏有效治疗方法者。⑤因医者辨治失当而难以奏效者。

二、诊治思路与方法

诊治疑难病思路与方法很多，但我们首先是从痰、瘀、水着手：众所周知，痰、瘀、水既是病理产物，其蓄积体内又成为新的致病因素。此三者既可单独伤人，又多杂合为病，更能虚实交挟，是疑难病症的主要病因病机之一。

痰留体内，随气升降，无处不到，其致病变化百端，离奇古怪，故《类证治裁》有"怪病多痰"之说。朱丹溪也谓"病似邪鬼，导去滞痰，病乃可安。"临床治痰之法颇多，如喻嘉言云："治痰之法，日驱、日导、日涤、日化、日理、日降火、日行气。"而我们认为，治痰主要根据痰的性质，治有清、温、润、燥、散、开、软等法，而疑难病证从痰论治，尤其要注重健脾、益肾之理，或痰水并疗，或痰瘀同治。临床诸如胸痹、中风、痹证、痰核、阴疽、癫狂、痫证、不孕症等，从痰入手，多有效验。

"久病多瘀"、"瘀生怪病"，祖国医学早有论述。如《素问·调经论》曰："病久入深，营卫之行涩，经络时疏故不通。"叶天士也有"初气结在经，久则血伤入络"、"久病血瘀"及"瘀生怪病"之说。故临床对"久病顽疾"的治疗，重要的是活血化瘀，从瘀论治。如《普济方》谓："人之一身不离乎气血，凡病经多日疗治不愈，须当为之调血。"在临证诊疑治难时，从瘀血论治者，多宗气滞血瘀、气虚血瘀、阴虚血瘀、阳虚血瘀、肝热血瘀、肾虚血瘀等辨证遣药，病皆霍然。

水邪所致疑难病证，临床常与瘀血合而为患，故《血证论》云"血积既久，其水乃成。"《金匮要略》也有"血不利则为水"之谓。水邪可致多种疑难病症，如病发于脑，谓之颅脑水瘀证，多由瘀血内阻，水湿外渗所致，在中风、老年性痴呆、脑瘤、脑外伤综合征等多种脑病过程中均可遇见，属于现代医学脑水肿、脑积水之疑难范畴。另有臌胀、顽固性水肿、类风湿、肝硬化腹水、慢性肾病等疑难痼疾，治用利水化瘀之法，颇能得心应手。

如治李某，男，12岁，学生，陕西扶风县人。初诊：1995年5月15日，主诉：晨起颜面浮肿伴周身乏力半年。患者半年前因晨起颜面浮肿去该县医院求治，血红蛋白10.5g/dl，尿蛋白（+），小便隐血（+），余无异常，诊为急性肾炎，经中西医结合治疗，2个月后出院，出院时尿蛋白（±），隐血（±），学习紧张劳累后又反复如前，曾去西安等地治疗无效。观其面色少华，眼睑微肿，神疲懒言，舌暗红边有瘀斑，苔薄黄，脉沉涩。遍览前医用药，或以五苓散利水，或以八味丸益肾，唯疏漏活血化瘀。四诊合参，则以益肾活血利水为大法，方用自拟益肾活血利水方：枸杞12g，山药、山萸肉、川牛膝各10g，琥珀6g，三七粉3g（冲服），蒲黄炭、大蓟、泽泻、益母草、旱莲草各10g，焦楂15g，阿胶6g（烊化），白茅根30g，7剂，清水煎服，日1剂。5月23日复诊，药后唯眼睑微肿，精神较前好转，尿蛋白（±），隐血（-），舌红苔薄黄，脉沉，前方去大蓟、焦楂，加焦栀子10g，守方治疗月余而愈。

三、疗杂病每责痰和瘀，临证施治宜分明

对内科杂病的治疗应有研究，治有心得，理法知常达变，遣方用药

配伍精当。对于内科杂病及久病顽疾，除有古人谓之的"怪病多痰"、"久病入络"因素外，亦须认识到气血不和、瘀血为患这一病理因素的影响。我们从《素问》痹论中"病久入深，营卫之行涩经络时，故不通疏"这一条文受到启发，认识到内科杂病及其他久病顽疾，多有病因复杂，病程长，证候繁杂的特点，在其病理变化过程中，往往都涉及气与血，郁与痰，而郁与痰日久必波及气与血，最后共同导致气血不和，血滞痰凝的病理结局。从而在临床上引发诸多怪症。故对临床上一般难症顽疾，久治无效者，多从瘀血方面考虑。每获捷效。固然怪病多痰多瘀，但不可不加辨证，动辄认为有瘀。而必须根据临床表现，结合四诊所见，辨证论治，方能有的放矢。故指出明确中医瘀血概念，掌握瘀血证的临床特点相当重要，临床才不致迷惑。中医的瘀血，指积血、留血、恶血、蓄血、干血、死血、败血、污血等，并与西医对照，主要归纳为四个方面的病理变化：①指血液不循脉道，妄行脉外，又未流出之血。②指血行不畅，郁滞或停积于脏腑或局部组织之中。③指污秽之血，多为血液成分异常，或感染后所致者。④指血液本身病变而致血液浓、稠、黏、聚、凝固性增高。总之，瘀血证是泛指一切引起体内血液停滞，瘀结不散而形成的病证。在诊断病证是否有瘀方面，应四诊合参。如问病史就从是否有外伤史、手术史、失血史，妇科经、带、胎、产史，精神创伤史，神经、精神病变史等方面了解。它如问寒热、口渴、痛痒、胸腹、二便亦属问诊内容。闻诊从闻咳喘、语言声音、气味方面入手。望诊注意望神气、舌质、毛发、面色、眼目、耳轮、鼻部、口唇、皮肤、爪甲、出血及排泄物等方面。切诊着重切脉、切肌肤、触按血海穴压痛等来加强诊断。并且四诊合参应抓住以下方面的临床特点：①痛。瘀证之痛，乃为气血不通所致，故疼痛的特点是剧痛、久痛、刺痛、痛处固定而拒按或疼痛反复发作、活动加剧。②发热或寒热交作。气血壅塞，脉络痹阻，卫气内留，营卫不和，邪正相争，少阳枢机不利所致。③症瘕和积聚。气血不和，血滞痰凝，经络闭塞逐成。④出血。因瘀血内积，气血流行不畅，故致血不循经。⑤神经、精神症状的异常。如健忘、喜怒、癫狂等。此多为瘀阻络，脑窍不利，心脑之气不相顺接所致。⑥心悸怔忡。瘀阻血脉，心脉运行不畅，心失所养。⑦痈肿。瘀血内阻，气血凝滞，蕴久化热，腐灼血肉，化为痈疮。⑧经闭、经痛、月经不调、不孕。气滞血瘀，胞宫失养所致。⑨肢体痿废。多由气血不和，瘀血内阻，血脉失养所致。⑩脉迟涩。因气血凝滞，脉运艰涩。此外，还应特别强调注意观察舌、唇、鼻、眼、皮肤、爪甲、面色、毛发等诸方面的细微变化，因为这些部位的细微变化对早期诊断瘀血证有重要的临床意义。其变化常显现这几方面的临床指征：①舌质青紫，红而不鲜，或黯，或布有紫斑点，舌下脉络粗大或曲张，或紫黯，有瘀点瘀丝。②口唇青紫，或唇部有黑斑或现萎缩。③鼻尖暗红或酒糟鼻。④眼结膜有青紫斑点，或血丝紫赤。⑤皮肤肥厚隆起，或皮下紫斑，或肌肤甲错，或青筋暴露，或赤缕蛛丝。⑥指甲青紫暗红，按压甲床颜色变化慢。⑦面色黧黑无光，或面颊蟹状纹。⑧毛发萎黄，干枯不荣或脱落。临床若能把这些临床体征同血液流变学，微循环指标的测定结合起来，就能在诊治疑难杂病中，把握住正确的辨证施治方法，从而提高临床疗效。

我们在杂病病机上每责之于瘀，在治疗上常根据其临床症状和体征，详辨瘀之有无、瘀之轻重、瘀之寒热、瘀之虚实，遣方用药知常达变，配伍严谨。杂病中举凡具备瘀血证者，活血化瘀法为治疗的基本大法。具体临床应用时，尚须根据瘀血之轻重、缓急、寒热、兼挟证而灵活立小法，以适应临床之变化。我们常以桃红四物汤加丹参、山楂作为活血化瘀的基本方，随证化裁。如对气滞而致血瘀者，常用活血化瘀行气法，于活血化瘀方中伍用行气药物。善选血中之气药，如没药、乳香、降香、川芎、郁金，并根据脏腑病位不同，而选用行脏腑之气药。如选台乌行三焦之气；菖蒲、郁金行心气；砂仁、蔻仁行脾胃之气；川椒、荔核行睾丸之气；柴胡青皮行肝胆之气。对久病气虚致瘀者，常用养血活血补气法，于养血活血方中加入补气药物，如黄芪、党参、白术等。对于血实之证，常在活血化瘀方中加破血逐瘀之品。如三棱、莪术、水蛭、全蝎、乌梢蛇等。对瘀证挟寒者，常用温经活血法，选用活血化瘀并有温经作用的药物，如川芎、红花、鹿角霜、穿山甲等。且配以温经散寒之品，如温胃阳常选干姜、高良姜、草豆蔻；温心阳，选桂枝、薤白；暖子宫常加吴萸、台乌；温肾常用肉桂、附子。对瘀证挟热者，常用活血化瘀兼清热解毒法，如疮疡疔毒常以桃红四物加黄连解毒汤化裁；对于因热而瘀的痛证，常以川楝子、延胡索、丹参、郁金等药物加连翘、蚤休治疗；对于因瘀致热的低热证、干血痨，常以大黄䗪虫丸或青蒿鳖甲汤合桃红四物汤化裁取效；对于临床瘀象不显，无瘀象舌脉症可辨者，我们认为须从病史、病程、病理变化上去考虑，如服它药无效，而服活血化瘀药有效者，就可断定可能存在瘀证，此时应在辨证施治基础上伍用活血化瘀药。对于瘀证属实者，如症瘕积聚、肿瘤等。且患者体质壮实，我们常采取破血逐瘀法，并酌用破血逐瘀力强的虫类药物，如水蛭、虻虫、䗪虫等。瘀证属虚者，如震颤麻痹、偏瘫等一些久病顽疾又多伴有气短自汗、体倦乏力等表现，治之就要活血化瘀同时佐以补益药物，如党参、黄芪、白术之类，或用补阳还五汤化裁治疗。

我们治瘀证，还常按瘀血部位而选用药物。如治脱发、顽固性头痛、脑水肿，常以开窍活血法定方选药，用通窍活血汤类或自拟脑窍通方化裁；对于胸部疾患，如心绞痛、胸痹则用通阳祛瘀法选方用药；如在胸胁部的肝肿大、肝胃气痛等症，则用行气活血法的血腑逐瘀汤、复元活血汤之类；对于四肢痿废或半身不遂者，常用益气活血法之补阳还五汤类化裁；头部注意用川芎、白芷。胁肋多用郁金、延胡索、香附、赤芍。上肢用桂枝，下肢用川牛膝。病久体虚重用黄芪、当归、鸡血藤。血热有瘀加丹皮、紫草。症情顽固考虑加入虫类药。妇科及水肿则加入益母草、泽兰之类。出血、疼痛明显者加三七之类。血压高或伴有食欲差则用鸡内金、山楂之类。神志方面多加琥珀、菖蒲之类。疑有顽痰为患者加入白芥子、牡蛎类药物。任何瘀血证，都可考虑加入丹参。排除心血管疾患。观舌暗红，诊脉沉涩。辨证属痰瘀交加不解，阻络引动肝风。治以活血化瘀、化痰通络、熄风止痉，佐以开津解肌。方用丹参30g，川牛膝、川芎、薤白、僵蚕各10g，山楂、栝楼、淡茯苓各15g，天麻、钩藤、菊花、葛根各12g。水煎分二次早晚服。日1剂。并配丹参注射液，每日2支，分2次肌内注射。服药8剂，点头基本痊愈，气短胸闷大减，原方去茯苓加降香10g，桂枝6g，再服7剂，诸症悉除而愈，至今未再复发。

【按语】无原因点头，实属少见。我们抓住其舌暗苔腻，脉沉见涩之临床表现，从瘀痰考虑，认为肝为风木之脏而主筋，痰瘀交结，久入于肝，引动肝风，风甚则动；风痰瘀血交阻，痹阻经络，筋脉凝滞不利，故点头乃作。治以丹参、牛膝、川芎、山楂活血化瘀。栝楼、薤白、云苓除痰化湿。伍以菊花、天麻、钩藤、僵蚕平肝熄风。使以葛根以升津解肌舒筋，引药上行，全方化痰活血，熄风止痉，解肌舒络药证合拍，方投病机，配伍精当，故服药数剂，"怪病"见愈。

第四节　活血化瘀法治疗温热病述要

　　在工作实践中，认识到活血化瘀法不仅适用于各科许多病证，而且在温热病中亦有广泛的应用和独特的重要作用。因为，温病学说与瘀血学说在发展史上就有密切的联系，且起到了相互促进的作用，而活血化瘀法与清络、清营、生津、育阴等法也正是紧密配合，贯穿于温热病辨证论治的始终。

　　结合有关文献谈谈温热病变中瘀血形成的基本机制。温热病"卫气营血"辨证论治纲领，是以温热病的发展特点和脏腑分证学说为基础的。例如温病初起，多见咳嗽、寒热、烦闷等肺经症状，若逆传心包可出现烦躁、神昏、谵语、吐衄等症。

　　肺主气，故前者病在气分。心主血，故后者病在血分。然"肺主气属卫，心主血属营"，故气之轻浅者为卫，血之轻浅者为营，合之则为气血。况"营行脉中，卫行脉外"，营卫可互相交会。"气为血帅，血为气母"，气血可互相化生。可见卫气营血在生理上相互化生，病理上互相影响。故温热病变中，所出现瘀血证，虽为热血相结，但并不单纯见于营、血分阶段，而可见于卫气营血的各个病理过程。

一、卫分瘀证

　　温热病毒，初入卫分，邪郁于肺，肺卫失宣，则见发热恶风、咳嗽、咯痰、咽痛口渴等。若治不及时，或邪盛表实，郁热不得宣泄，则可涉及肺络与营血相搏，脉络凝塞，血不归经，而见胸痛如刺，鼻衄频作，痰中带血，久则潮热，舌绛等瘀血见证，联系现代医学大叶性肺炎充血期与实变早期，由于细菌毒素的作用，肺泡壁毛细血管扩张充血，肺泡腔内出现浆液性渗出，患者常突然出现寒战高热、咳嗽等。炎症进一步发展，充血则更明显，肺泡中除浆液外，充满了大量纤维蛋白及红细胞，病变肺叶，红色如肝，可出现咯痰带血等。其高热寒战、咳嗽，属卫分证，而咯痰带血实变如肝，为血分瘀滞证。可见大叶性肺炎的这种病理表现与中医卫分郁热不解，损伤肺络成瘀的机制有相似之处。参考《温病条辨》"太阴风温，但咳身不甚热、微渴者，辛凉轻剂桑菊饮主之……"、"舌绛、暮热、甚躁，邪初入营，加元参二钱，犀角一钱。在血分者去薄荷、芦根，加麦冬、细生地、玉竹、丹皮各一钱"的文献可知，温病学家对卫热伤及肺络为瘀证，早已有所认识。吴氏还指出："太阴温病，血从上溢者，犀角地黄汤合银翘散主之"。据之推证，这种上窍溢血是因卫分郁热炽盛，波及血分脉络，热血相搏、瘀热郁阻所致。现代医学钩端螺旋体病肺出血型，早期除寒战、高热、头痛、身痛外，部分患者则伴有咳嗽、咯血、鼻衄、结膜充血等络伤血瘀证。对此，陕西省中医药研究院，以银翘散为基础加丹皮、侧柏炭等药辨证施治，取得了较好的疗效。可见吴氏所举犀角地黄汤合银翘散辛凉透表、解毒凉血化瘀是切合临床实际的。

另外，温邪郁肺，卫分不解，肺热波及营分，外窜血络，留瘀于肌表，除卫分之证尚存外，可见外发红疹。猩红热为乙型溶血性链球菌所致的急性呼吸道传染病，起病可见发热恶寒，咽痛头痛等邪犯肺卫之证。细菌外毒素由局部吸入进入血循环，毒素使皮肤充血、水肿，上皮细胞增殖，白细胞浸润，以毛囊周围最为明显，形成典型的猩红热皮疹，严重者可见出血性皮疹。这一病理与中医肺热发疹证颇相类似。故用吴氏银翘散去豆豉加生地、丹皮、大青叶、倍元参方，稍事加减，辛凉透表，解毒化瘀来治疗该病是可以收到良效的。

二、气分瘀证

温热病邪，传入气分，虽以正邪相争，热郁气机、证见但热不寒为特点，但若气热郁盛，不能外泄，内及营血，郁滞血络则可成气分瘀热证。如热入气分，肺热壅盛，失于宣泄，灼伤肺络，瘀阻痰凝，可出现高热、喘咳、痰中带血等症，联系大叶性肺炎实变期，由于细菌毒素的作用，肺泡中渗出物逐渐增多，肺泡壁毛细血管因渗出物压迫而狭窄，并由于渗出的红细胞为巨噬细胞所吞噬，将血红蛋白分解并转变为黄褐色的含铁血黄素，故临床表现为高热、咳嗽、咯铁锈色痰等，这种病理变化说明了中医邪热壅肺，热瘀肺络的正确观点。所以，在大叶性肺炎的实变期，治疗时，在清肺泄热的同时，佐以活血化瘀之品，收效更速。观《临症指南医案》"邪郁热壅，咳吐脓血，音哑，麻杏石甘汤加桔梗、苡仁、桃仁、紫菀"案，可知叶氏对于邪热壅肺，气分热炽，肺络瘀阻之咳吐脓血证，已经重视了宣肺泄热方与活血化瘀药的配用。这些可贵经验，用于临床，甚是合拍。

三、营、血分瘀证

营血皆源于水谷精微，同行于脉中，以奉养全身，故营血分病理颇为相似，即所谓"举血可以赅营"，温热病邪，传入营血，热与营血相互煎熬，故最易形成热瘀之证。

1. 热灼营阴，瘀热不解　热入营分，热营相搏，一则耗损营阴，二则成瘀阻络，营阴亏而血易滞，，血络凝而阴愈亏，瘀热蒸腾，上扰心神，故证见身热夜甚，心烦躁扰，时有谵语，斑疹隐隐，舌质红绛，脉象细数等证，吴鞠通用清营汤施治。清营汤既能清营泄热，又能透热转气，其中生地、丹参等又可凉血化瘀。现代药理认为，丹参不仅"有抗菌作用"，"且通过使血液流速加快，毛细血管开放数目增多，以及使聚集的红细胞解聚等途径，以起到改善微循环障碍的作用"。这一药理，进一步证明了丹参在清营汤中所起的重要作用，并通过丹参等在流行性出血热等病中收到的良好效果，也说明吴氏对于热灼营阴，瘀热不解之证并不忽视活血化瘀药的配用。

2. 热毒壅盛、瘀滞发斑　热毒壅盛，内侵营血，迫血外溢，瘀阻肌肤，外发为斑。吴又可也曾认为发斑的机制是"邪留血分，里气壅闭，则伏邪不得外透"。又根据余师愚治疗"颜色青紫，宛如浮萍之背"的瘀斑，以大剂清瘟败毒饮加紫草、红花、桃仁、归尾等活血化瘀药的经验分析可知，热病发斑多是瘀血的主要见证。现代医学认为：不少传染病发斑，是由于微循环障碍的结果。如流脑败血症期，细菌侵袭皮肤血管的内壁，引起栓塞坏死，出血与细胞浸润而产生临床上的瘀点或瘀斑。

与此同时，细菌内毒素进入人体，可使血管发生致敏性坏死现象，引起广泛性血管内凝血及血栓形成。这更说明了发斑不仅是瘀血的外在表现，而其内在脏腑也有不同程度的瘀血现象。

3. 热壅瘀阻，迫血妄行　热入血分，灼伤血络，充斥内外，上逆清道，则见咯血、吐衄；下趋浊窍，则见尿血、便血。凡此种种，除热邪壅盛，迫血妄行为其原因外，热入血分，煎血为瘀，瘀阻脉络，血不循经，亦为其重要原因。所以唐容川说："经隧之中，既有恶血踞住，则新血不能安行无恙"。且瘀血与血溢互为因果，瘀热不去则血不归经，离经之血反附其瘀，以致造成多处留瘀，广泛出血的险恶证情。现代医学认为，不少急性传染病的出血，多与微循环障碍有关。如流行性出血热，病原体侵入人体，直接作用于血管壁，造成损害，管壁渗透性增加，血浆大量外渗，血液浓缩，有效血容量减少，进而出现休克。并由于病原体对小血管内皮的损害和血管内瘀血因素的参与，微血管内可有弥漫性血栓形成，血管内的凝血过程导致凝血成分大量消耗，加上休克时血液和组织活化素的释放，使纤维蛋白酶溶解活力增强，造成血栓溶化而发生多发性出血。流行性出血热这一病理过程，足以说明邪入血分所致全身广泛性出血，瘀血为其重要的内在因素。因此，陕西、江西等地试用丹参液体一味静脉滴注治疗出血热取得较好效果是有道理的。

4. 邪陷血分，瘀塞清窍　温病昏谵，多因热邪内陷心包，或痰浊蒙闭清窍所致。然而瘀血阻塞包络心窍，亦可引起。正如叶天士所说："外邪一陷，里络就闭"，何秀出亦说："热陷包络神昏，非痰迷心窍，即瘀塞心孔"。证见神昏谵语，或昏愦不语，皮下瘀斑，甲青唇黑，舌质紫晦，脉象细涩。对于此证的治疗，何廉臣首推犀珀至宝丹，认为本方是治疗"热邪内陷，里络壅闭"的开窍"前锋"。他说："此丹大剂通瘀，直达心窍，又能上清脑络，下降浊阴，专治一切时邪内陷血分、瘀害心房、不省人事、昏厥如尸、目瞪口呆、四肢厥冷等症"。可见前人对瘀热内陷心包所致温病昏谵的证治已有认识。现代医学中某些急性传染病、急性感染性疾病所致的弥漫性血管内凝血，天津市第一中心医院以清瘟败毒饮合血府逐瘀汤，治疗弥漫性血管内凝血的热盛瘀血型，取得了较好的疗效，证明了瘀塞心窍的理论和清热化瘀开窍的临床治法是正确的。

5. 瘀热在营，引动肝风　邪陷营血，热极生风或者热邪炽盛，营阴大伤，虚风内动，为温病过程中抽风的主要原因。但是，热邪既入血分，每多阻血为瘀，瘀滞筋脉，亦可以引起动风瘛疭。此证吴鞠通于清营汤中加钩藤、丹皮、羚羊角治之，既清营泄热，又凉肝熄风，且活血化瘀。乙脑病毒通过血脑屏障，引起中枢神经系统病变，神经细胞变性坏死，胶质细胞增生，脑实质血管高度充血水肿，血管周围浆液渗出，脑膜血管亦见充血水肿，并有出血及炎细胞浸润等。从而出现了高热、意识障碍、抽风等。活血化瘀药既有消炎抗毒作用，又有改善血液循环，减少血浆渗出，增加组织器官血氧供应，加强组织新陈代谢及渗出物的吸收等。这些药理作用证实了活血化瘀药能够改善脑实质广泛性炎症，从而达到中医所说的止痉目的。

6. 邪久入络，凝瘀胶固　毒邪侵入，久稽不解，正气日亏，邪陷经脉，邪血相结，胶固难开，气钝血滞，络脉凝涩，可见薛生白所谓"口不渴，声不出，与饮食亦不却，默默不语，神识昏迷"的"主客交病"。联系现代医学，此证类似乙脑恢复期症状及后遗症，是由中枢神经功能失调，或脑实质受损害所引起。治宜吴又可三甲散破滞通瘀，使络脉通而邪欲解。从浙江省中研所用吴氏三甲散治疗乙脑后遗症神志呆滞、四肢瘫痪等获得一定疗效的经验推论，三甲散可能有调整中枢神经、恢复脑实质损害的作用。

7. 瘀血阻络，阴竭阳脱　热陷营血，血为邪滞，瘀血阻络，血不归经而外溢，故发为斑疹、吐衄、尿血、便血等，血溢一久，不仅阴竭，阳亦外脱，形成气短息促，冷汗自出，手足厥逆，颜面青灰，昏睡，以致半昏迷，脉微欲绝的内闭外脱之险证。现代医学之感染性休克，似属中医内闭外脱的范畴。休克的主要机制是微循环障碍，内脏瘀血，休克晚期多出现急性弥漫性血管内凝血，其后果是：①发生弥漫性血管内凝血消耗大量凝血因子，使患者有出血倾向。②毛细血管为凝血块所阻塞，严重影响微循环通畅，使休克不易恢复，导致"不可逆休克"。活血化瘀可以终止弥漫性血管内凝血的进程，从而逆转休克的恶性循环。已经证明血府逐瘀汤提高了网状内皮系统的活力，阻断和清除促凝因子入血，消除血中被激活的凝血物质，而使弥漫性血管内凝血进程终止或减轻。这说明活血化瘀法在治疗阴竭阳脱中有着重要意义，也说明热入营血，瘀血阻络，可以引起内闭外脱证。

综上所述，温热病病变过程，皆有可能出现不同程度的瘀血症状。《医林改错》中说："既是血块，当发烧"，可见瘀血又可致热。热邪积盛，煎血为瘀，瘀留体内，郁久生热，这就说明瘀、热互为因果。正如柳宝诒所说："热附血而愈觉缠绵，血得热而愈形胶固"。这是热与瘀的一个最为突出的病理特点，从而说明活血化瘀法在温热病中应用的必要性和重要性。

第五节 "热瘀"、"毒瘀"、"痰瘀"、"水瘀" 证述要

"热瘀"、"毒瘀"、"痰瘀"、"水瘀"学术观点的形成机制及其临床实用价值。认为人身气血津液的生理病理及其内在联系是"热瘀"、"毒瘀"、"痰瘀"、"水瘀"形成的理论基础；六淫化火，"血受热则煎熬成块"为"热瘀"形成之机因；邪郁化火成毒，气血壅盛，为"毒瘀"形成之始因；津血同源、痰瘀交挟是痰浊或瘀血为病的发展结果；气化失司乃"水瘀"形成之条件。诸学术观点有益于对外感急性热病、疑难杂病的辨治，提供新的方法和途径。

我从事医、教工作四十余年，在临床实践中不断总结经验和教训，从中发现新的规律，上升为理论，成为临床实践的指导。如将瘀血学说理论与温病、痰病、脑病等学说融会贯通，提出"热瘀交挟"、"毒瘀交挟"、"痰瘀交挟"及"颅脑水瘀"的观点。现简析如下。

一、气血津液 人之根本 病之始动

气血津液是构成人体和维持人体生命活动的基本物质，也是脏腑活动的功能表现。因而谓：人身有病，必涉及气血津液，人体的疾病变化过程，也即气血津液盛衰的变化过程。无论外感内伤，首必影响人身之气血津液，使之异变；或气血津液本身之生化运行失常等，均为疾病之始动因素和发展环节。外感六淫，邪正交争，气机拂郁，邪郁化火成毒，

灼津耗血为瘀，以致毒瘀交挟；内伤七情，气机郁滞或气虚运迟，致津停血滞；或气化失司，水湿不化，水病累血，血病累水以成痰瘀交挟、水瘀互结之证。因而、毒瘀、痰瘀、水瘀之病理变化，可贯穿于脏腑经络等多种病变中。

气之含义有二：一指大自然之"天气"及后天"水谷之气"；二指脏腑组织的生理功能，如脏腑之气，经络之气等。二者又相互联系，前者为后者的物质基础；后者又是前者的功能表现。从其生成来源及功能分类有五，即元气、宗气、中气、营气、卫气；从其体现于脏腑组织而类分，又有心气、肝气、肺气、脾气、胃气、肾气等十二经络之气。虽其分类有异，但其总的功能不外乎推动、防御、固摄、气化、温煦；其活动方式不外乎通过脏腑经络而表现为升降出入。它是血与津液之化生、运行的动力和枢纽，又以津血为其载体而周流于全身。因而《仁斋直指方》说："人以气为主，一息不运则缄穿，一毫不运则弯根判。阴阳之所以升降者，气也；血脉之所以流行者，亦气也；营卫之所以运转者，气也；五脏六腑之所以相生相济者，亦此气也。盛则盈，衰则虚；顺者平，逆者病"。

血源于脾胃运化之水谷精微物质，具有营养全身、为神志活动的物质基础等功能。其生成输布又与五脏气相关，即"血液生化于脾，总统于身，藏于肝脾，宣布于肺，施泄于肾"（《古今图书集成·医部全录》）。故此，任何一脏腑之功能失调都可引起血液的异常病变。

津液是人体内各种正常液体之总称。其含义也有二：一是指饮食物通过脏腑气化而成的具有濡养滋润作用的液体（包括脉中成为血液的一部分和在脉外布于组织器官间隙中的液体）；二是泛指一切体液及代谢产物（包括汗、尿等）。津与血同源而生，相并而行，互相透渗以保持其生理上的各之液量及病理上的相互代偿。如生理上，"营气者，泌其津液，注之于脉，化以为血"（《灵枢·邪客》），以保持其血量的充足，而血与津液的代谢产物通过尿、汗等方式已排泄于体外；病理上当血液浓度增高时，津液就渗入脉中而稀释血液，故有"夺血者无汗，夺汗者无血"之明训。气属阳，津血属阴，气为津血之帅，津血为气之母，它们之间相互为用，以维持人体阴阳平衡协调，其生理功能和内在联系规律，制约着疾病的生发和转变。故张景岳说："人身气血，周流于身，气如囊籥，血如波澜，气为之行，血为之配，阴阳相维，循环无端……气行则血行，气滞则血滞"。因而"气血津液为人身之本、百病之母"。

二、六淫伤人　气郁化火　毒瘀为病

我在长期的医疗实践中认识到六淫之邪袭人，正邪交争，卫气拂郁，致邪郁化热化火成毒，灼津耗血为瘀，终致毒瘀交挟，可见于卫气营血各阶段，将活血化瘀法与清络、清营生津、育阴等法紧密配合，贯穿于温热病辨治之始终。并自拟清解汤（生石膏、柴胡、黄芩、葛根、薄荷、银花、连翘、丹参等）加减治疗外感急性发热久不退者，用之辄验。

毒瘀交挟系指急性热病过程中，邪郁化火致气阻津伤、络损血瘀的病理变化。其症候多表现高热、汗出、口渴、咳喘气促、面赤目赤、咽喉红肿、皮肤斑疹，或鼻衄、咯血、尿血，或头痛呕吐，或二便不利，甚或神昏谵语，四肢抽搐，或发狂如狂，舌质黯红或红绛，苔黄或黄燥，脉滑数或弦数等，以热象和瘀象并见。

《内经》有六淫化而成毒之"寒毒"、"湿毒"、"热毒"、"燥毒"之名。如《素问·六元正纪大论》说："寒来不杀，温病乃作，其病气拂郁上，血溢目赤，咳逆头痛"，揭示了寒邪化火乃气机拂郁所致的病理机转。《圣济总录伤寒统论》云："毒邪内瘀，则变为瘀血"；陈平伯也说："热毒内壅，络气阻遏"；吴坤安更明确指出："热毒蒸灼，气血经络凝塞不通，"诸家之说，说明了外邪化火成毒致瘀之病理变化环节和实质。故我们将之概括为毒瘀交挟。

邪袭肌表，卫气拂郁，为邪郁化火成毒之始动因素。《素问·痹论》谓"审察卫气，为百病母"。"卫气者，水谷之悍气也"，邪之伤人，卫气首必与之抗争，正邪交争，气血随之壅盛，是人体正气对温热邪毒侵入的应激性反应，常见于卫、气分阶段。正邪相争，气血沸腾壅盛，营卫失调，邪郁化火成毒是这一应激性反应的病理结果。且又由于邪郁化火，还可郁遏阳气，阻滞气机，气郁则血亦郁，血郁则火更炽，灼津耗血，而成瘀血，此即柳宝诒所谓"留瘀化热"之理。

邪热入里，直达中焦，为毒瘀发展之中转。叶天士谓："邪毒复瘀到胃，急投大承气汤"，中焦为气血津液化源之地，火热燔灼中焦，胃气受损，津血匮乏，胃肠液亏，燥屎内结，腑气不通，以致助火生瘀，上下沸腾。上可扰心肺脑窍，下可灼肝肾之阴；外致脉络瘀滞，迫血妄行，内致五脏形质损害，功能障碍，气血败坏。以致内风妄动，神明失主、诸血妄行，肌肤灼热，斑疹外显，尿闭溺毒等险象众生。

证之临床，凡一切外感热病、传染病、诸多外科病，多数均与温热毒邪致瘀有关。由于火热之邪易灼伤津液，使血液黏稠，运行缓慢凝滞泣留而致瘀。近也有研究证明温热病始终存在着"瘀血倾向"和"瘀血形成"两大阶段。所以我们认为：外感热病，热毒与血博结为瘀不为营所独有，只是瘀象有轻重缓急以及隐显不同而已。而以活血化瘀法配合透卫、清气、凉营等法用于治疗乙脑、流脑、出血热、钩端螺旋体等病，明显提高了治疗效果。这一观点的提出，对急性热病的辨治提供了新的方法和理论依据，已被中国古籍出版社 1988 年出版的首册《当代名医临证精华·温病专辑》收载。

三、津血同源　痰瘀为病　终必兼挟

我们认为津血同源，痰瘀同病，互相兼挟是痰浊或瘀血为病的病理发展结果，也是多种急慢性疾病常见病环节之一。从而提出痰瘀交挟之概念，主张痰瘀同治，调气为先，曾先后研制了"蒲金丹"、"癫痫灵"以治中风昏迷及缠绵不愈之痫证，均是痰瘀同治之代表方。

痰和瘀虽是两种不同名之病理产物和致病因素，然它们在生理上有其内在联系，即津血同源，由此也决定了它们在病理上必受其制约和影响而发展为痰瘀交挟之归属。其在临床症候表现以痰浊和瘀血之象并见。《灵枢·百病始生》篇谓："温气不行，凝血蕴里而不散，津液涩渗，着而不去"，此即说明了气机失调，津血失运而生瘀致痰，或由痰致瘀之痰瘀互病之病理，所以朱丹溪提出"痰挟瘀血，遂成巢囊"之说，我们将其概括为"痰瘀交挟"，甚为全面。

痰瘀之形成虽以津血同源为内在联系，但又以脏腑气机升降为根本。因各个脏腑之气的生理功能及运动方式的有机综合，组成了气对津血的生化运行之共同作用。所以，如致病因素影响某一脏腑之功能，或其本

身功能失调，必导致津血异变而为痰为瘀之病理产物。故此谓五脏不平，为生痰致瘀之本。

如心主血脉，津液又是血之重要组成部分，心之阳气不足，则其行血泌津为血之功能失职，津不得化而为痰，血不得行而为瘀；心阳气亢盛，气有余便是火，热邪灼津炼血，致痰瘀互生；心血瘀阻，血运不畅，津不得随血而周流则生痰，故《诸病源候论》说："诸痰者，此由血脉壅塞、饮水紧而不消散，故成痰也"。

肺主气，司宣降，朝百脉。《医宗金鉴》谓："肺气之气一清，则周身之气翕然从之下降，前此上升之浊邪先绝其源矣"。倘若肺气不足则宣津朝脉之功能失职而致津停为痰，血滞为瘀；肺有邪热或肺阴不足，热灼或虚火内扰，均可致津血为痰为瘀。

脾主运化，为津血化生之地，痰瘀生成之源，如《医学入门》谓"水升火降，脾胃调和，痰何从生?"脾气虚则水湿失运而痰生，气不生血，或气不摄血又为瘀，终致痰瘀互结。

肝主藏血，为气机之枢。若肝气郁结，失其条达，疏泄水津失司，则津不得布而为痰，气不得行而血滞为瘀，痰瘀交阻，滞塞气机更甚，常致症积痞块之速成。故有肝为怪病之母之说。

肾者主水，内藏元阴元阳，肾阳不足，无力温化津液可致痰生。血液失其温煦而涩滞为瘀；肾阴不足，阴虚火动，又可灼精炼液为痰成瘀，故《类证治裁》说："若夫肾阳虚，火不制水，水泛为痰……肾阴虚，火必灼津，火结为痰"。

由于痰瘀形成之广泛及其复杂多变之特性，因而俗有"百病多痰、久病多瘀"之说，说明其为病之难辨难治性。故我们认为痰浊或瘀血为病，初则未必兼挟，然久则痰病累血，血病累痰。临床即使未出现其兼挟之象，也应考虑其发展之趋势，防其于未然，切勿见痰治痰、见血治血，应调气为先，兼之活血化痰，使气顺则津血顺，活血则痰化，化痰则津血行。如曾诊治西安市某单位一陈姓青年，罹患癫痫十余年，经治不愈，月岁数次，从未间断。症见其神情呆滞，面色㿠白，食纳不佳，舌质淡紫而苔白薄稍滑，舌下静脉瘀滞，脉弦滑。诊为痰瘀阻窍，神明失用，治以理气化痰，活血通窍为大法，用"癫痫灵散"（即白金丸合礞石滚痰丸加减）调服，自服药之日起，至今已数月余，未见癫痫发作。

由于痰瘀交挟病理反映了某些疾病在发展变化过程中痰与瘀之间的相互影响，互为因果相互搏结的密切关系，揭示了某些疾病的内在联系；因而为正确认识许多疾病，特别是疑难杂病、沉疴痼疾及老年病的防治，提供了新的治法和理论根据，具有重要的临床价值和广阔前景。

四、血久不利　易化为水　水瘀互结

我们根据张仲景之"血不利则为水"为立论根据，结合临床经验，倡导"水瘀"之理论，首创"颅脑水瘀证。"认为"颅脑水瘀"是诸多脑病之病理关键。相应地研制了脑窍通口服液以治疗中风及小儿脑积水和脑萎缩等病，疗效甚佳。

水瘀之形成与痰瘀理论有同辕异驾之别，虽皆为津血异变产物，也为脏腑气机失常所因，然不同点是水瘀乃气不化水，气不行血而致，且水为清稀之物，澄澈清冷，无有化热化风之变；痰性稠浊，易有化热动风之嫌。

张景岳谓："水之入也，由气以化水，故有气斯有水，水之出也，由水以达气，故有水始有溺，经日气化则能出焉"。因而，水不自行，气化则能行，水不自化，气行则能化。而由于津血同源、相互渗透之关系，构成"血中有气即有水……水为血之倡，气行则水行，水行则血行"（《血证论》）的生理学基础，也决定水瘀互结之病理趋势。无论是气虚或气滞，均可致气不化水、水液代谢障碍致水湿聚积，同时又致气不行血而瘀；或水湿停聚，郁遏阳气，又致血失温煦及运化而瘀；或瘀阻脉内，使脉内血液之津又渗出脉外而为积，从而构成水瘀互结之证。即《血证论》所谓"血积既久，其水乃成，……其血既病，则也累及于水"，说明了水病累血、血病累水之互相影响的内在关系。

水瘀互结为病，不仅可见于全身病变，也可见于机体某一局部。如周端氏通过对水肿病人瘀血症的定性分析、血液流变学分析以及观察同一疾病不同阶段瘀血表现程度与血液流变学之间的关系后得出"瘀可致水"的结论，也扩大了活血利水法的临床应用。曾诊治一少女患肾病综合征，其患者肌肤四肢浮肿二年，久治未效，常需服大量激素以维持，以致表现激素面容及体征，面红体肥，下肢浮肿，蛋白尿长期（＋＋＋）不消，舌红质黯，脉细数。诊为肾阳亏虚、水瘀交阻，方用六味地黄丸加桃仁、红花、益母草、白茅根等药，调治二月余而愈。

我们还运用"水瘀"理论以指导脑病的辨治，认为脑以津血为体，"水足则髓充"，以阳气为用，"清阳出上窍"，与津血共同构成了"脑为元神之腑"的物质基础。如果循环输布于脑之气血津液失常，则易致脑络瘀阻，津液停积，与瘀血相互为因，充塞脑络及组织间隙，压抑脑髓，急则可使络破血溢为中风之重症，久则可致脑髓消减而为脑积水、脑萎缩之顽症。从而提出"颅脑水瘀证"。临床可表现神明失主、肢体失用、九窍失司之全身病变。所以倡导以通窍活血利水为治疗大法，为诸多脑病的辨治另辟新径。

第六节　活血化瘀法防治中风病述要

中风病居风劳臌膈四大难证之首，因其发病急骤、变化迅速、证候纷繁、病情凶险、致残致死率极高，故医者常视之为畏途，治疗颇感棘手，尤其在急危证的治疗上，一时难于掌握主动。我们在吸收先贤经验及自己长期临床实践中，对中风病的病因病机、发病规律、证候特点及其防治都有一些新的认识和见解，并在理、法、方、药上有所创新，总结出了一整套行之有效的治疗手段和方法。补充了一些前人之未备，主要体现在以下诸方面。

一、主要辨证论治方面

（一）详辨先兆证，预防为要务

祖国医学对中风的前驱症状认识较早，历代医学对中风先兆证的病因病机及证候特点都有大量描述。我们在此基础上综合古今医家的认识认为，中风病多有先兆，中风先兆实为中风之轻症，或可称为可逆性中风，它与中风有相同的病因，其发生和发展与情志失调、劳累、天气寒冷、偏嗜醇酒厚味、遗传、肥胖、腑气不通等因素密切相关。这些因素作用于机体后，均产生一个共同的病理变化——气血失调。中风发病与气血失调的关系密切，而血瘀乃为其发病的关键病理环节所在。他指出诚然中风病以中老年者居多，其平素内伤积损易致肝肾阴虚或气虚，但这仅是其病理的一个方面。盖精血不足，脉道不充，血涩不行可成血瘀；气虚无力帅血亦致血流瘀滞，痰湿内生，痰浊壅滞，血滞不行，而成瘀血；甚而日久痰浊瘀血相结合为患，愈致使宗气不行，精血难充，肝肾阴亏则日甚，肝阳亢张愈烈，或化风作眩，或阻窍音瘖，此即中风先兆发作之谓；或气血逆乱、内风升动，气血痰火壅塞脑络，膨胀脉络、致络破血溢，瘀伤神明，而发为中风危候；气虚血凝，脑络瘀阻，神明失养亦可发为中风之候。在中风的后遗症阶段，由于久病耗气或久卧少动，气机壅塞，亦导致气虚血瘀或气滞血瘀。故气血失调而致血瘀这一病理机制存在于中风病的整个病程之中。

对于中风先兆证的辨治，我们认为应早发现、早防治，若在中风之先兆阶段积极地进行干预性防治和调养，防患于未然，才是阻止或延缓中风发病的最关键所在。为此，尽早识别和诊断中风先兆表现极为重要。我们将中风先兆临床表现归纳为：年龄常在 40 岁以上，眩晕昏视，偏身无力麻木，头麻胀痛，一过性晕厥或言謇，步态不稳，神倦嗜卧，健忘，舌紫黯，舌下瘀丝瘀点，脉弦滑或弦细等，而其中，眩晕，偏身麻木无力，舌紫黯，舌下瘀丝瘀点，脉弦滑为其最主要的临床特征。如果掌握这些特征，对于正确诊治中风先兆证，具有重要意义。因中风先兆证无论何种原因产生，均存在一个共同的病理变化，即气血失调，血瘀形成。故主张在防治上应采用各种药物或非药物的防治手段，促使其经脉疏通，气机调畅，防止其血瘀的形成，此为防止中风及其先兆产生的根本。药物预防应以活血化瘀为基础，具体方法上宜以固定成方结合辨证配药施治；就调摄而言，要紧紧着眼于疏调气机。基于此观点，我们在长期实践的基础上经过反复筛选，研制出以草决明、丹参等为主组成的具有清肝活血、化痰通络功效的中药复方制剂——小中风片，结合辨证治疗中风先兆证，预防中风发病。如气虚之象著者用黄芪 15g 泡水送服之，如兼痰瘀互结之象者以竹沥水 10ml 送服之，如兼肝热偏盛之象者以菊花 15g 泡水送服之。原方中既以活血化瘀药为主，又兼佐调气之品，而辨证用药则着眼于补气及化痰，清肝以调畅气机，充分体现了从调理气血入手，促使瘀血消散的治疗思想。另外，剂型相对固定，便于患者长期服用，而结合辨证用药，又充分体现了中医辨证论治的精神，增强了防治效果，经过近千名科研病例的观察，疗效十分显著，证明其在预防中风发病，降低小中风的复发率，改善临床症状、体征以及实验室指标诸方面具有明显功效。

（二）急性期治疗，活血尤重要

中风病急性期，可分为缺血性和出血性两大类。对于缺血性脑血管病，我们认为其病机关键在于"气虚致瘀"，故益气活血、疏通经络为其治疗大法。据以此思想以清代王清任的补阳还五汤为基础方，结合中医药理论及实践经验，参考现代医学对某些中药的药理研究，对该方稍事加减，主持研制了复方静脉滴注液——通脉舒络液。将传统的水煎剂型改为滴注剂，从静脉直接给药，从而大大增强了其疗效。据现代药理研究表明：黄芪能兴奋中枢神经系统，提高机体抗病能力，增强毛细血管抵抗力，延长细胞体外寿命，具有降压、强心、利尿等作用。丹参、川芎、赤芍具有抗凝血、降低血小板集聚的作用。尤其是其改善心脑循环、降低血液黏度、扩张血管、疏通血流的作用，对防治脑血栓形成最为相宜。即使对于病程较长、血管已无再通之可能的病人，用其促进侧枝循环代偿，改善局部血流，促进组织再生（祛瘀生新）的作用也堪为可观。据临床观察表明，通脉疏络液辨证治疗脑血栓形成具有症状消失快、肌力恢复早、住院时间短、疗效可靠和毒副作用少等优点，而对于一些用低分子右旋糖酐治疗无效的病例，重新使用本品仍可获得一定效果。

对于在脑出血急性期是否可用活血化瘀药，目前有颇多争论。我们没有拘泥于常法，而是从分析脑出血的病因病机着手，大胆陈言，提出了合乎临床实际的见解。认为在脑出血急性期及时使用适当的活血化瘀药是十分必要而且有益的。从中医理论上讲，脑出血后，离经之血即为瘀血，且出瘀愈多，瘀血也越重。瘀血壅阻脑窍，不仅直接损伤神明，且使之失去正常的主司和调节功能，或致脑络不利，津血流行不畅，血滞留而为瘀，津外渗而为水，形成瘀、水并存的病理格局，同时瘀血阻滞，血行失去常道，还可进一步加重出血。故在此期及时加用活血化瘀药，既可减轻脑血肿的形成，加速血肿的吸收消散，防止再出血，又能控制和减轻脑水肿，防止脑疝形成，对于终止和延缓脑出血急性期病理发展环节具有十分重要的作用。在具体的运用上，力峻势猛之破血逐瘀药当慎用，因用之不当反而加重出血，可选用一些具有活血与止血双重作用之品，或酌加数味性能平和之药。在临证时，一般在辨证用药基础上，常加三七3～6g，水蛭10g，花蕊石15g，再加入川牛膝15g，引热引水引血下行，丹参15～18g以养血活血。如此，辨证论治与活血化瘀专方专药结合，既着眼于整体功能的改善，又直接针对瘀阻脑窍这一病机关键，二者相得益彰，临床同用此法治疗出血性脑血管病疗效甚为满意。

（三）施治后遗症，方法要全面

中风急性期过后，多遗留有半身不遂，口眼㖞斜，语言不利等后遗症，且恢复期常较长，或不满意，如何加快其恢复过程，提高其临床治疗效果及减少再复发，我们对此积累了较丰富的治疗经验。认为此时若采用单纯的内服汤药或针灸治疗恐疗效均不能令人满意。病至此期，死血、顽痰阻痹经脉乃为其基本病理环节，其病势胶结顽痼，必须采用多种疗法协同配合，全力去除其壅结之痰，方可取得较为理想的疗效。主张在内服药物上，当以活血化瘀药为基础（宜着重选用益气、理气活血通络类药物）结合辨证用药，其中须特别重视虫类药物的运用。因认为非用搜风剔邪逐痰祛瘀通络之峻品，不以使顽痰、死血得以尽祛。故临床治疗中风后遗症，必常规配用乌梢蛇、僵蚕、全蝎、水蛭等，长期服用，对偏瘫肢体及语言功能的恢复及改善口舌㖞斜症状疗效甚佳，且未发现任何毒副作用。此外，还认为在后遗症期。由于脑络瘀血致脉道不利，血不利而为水，则易形成以颅脑水瘀为最主要病理，以言语不利为主要表现的中风后遗症。故治疗上，常以王清任之通窍活血汤遵原方剂量（黄酒常重用至60～90g）加川膝15g，白茅根30～60g，茯苓15～20g，水蛭6g等以通窍活血，利水化浊，每获佳效。另外，还推崇在患者服药后将所剩之药渣再加陈艾叶、花椒等，以之热敷或蘸药汁擦洗患侧，使药力直达病所。并每日常规配以丹参注射液2～8ml，分二次肌注或注患侧穴位。另嘱患者每日做2～3次有规律的患肢功能锻炼，如此局部与整体治疗相结合，内服与外治相结合，体现了我们对中风后遗症的整体辨治思想。

二、主要方药方面

中风病是一个古今都认为是疑难病的病，历代医家对该病的防治均有许多精辟的论述和行之有效的方药，其中对瘀血学说和方药更多。我们从瘀血角度防治中风病，多采用清肝化瘀、祛风化瘀、平肝化瘀、祛痰化瘀、通腑化瘀、利水化瘀、固脱化瘀、益气化瘀、补肾化瘀、温经化瘀等治法，为中风病证的临床证治拓宽了新的思路。

由于近年来中医急症医学及脑病学科的建立，特别是从瘀血角度探讨中风病的临床治疗，无论是在理论认识上还是在临床实践中均有进一步发掘、整理和提高的必要。对此，本文就其论治方法述要如下，以管窥其瘀血学说于一斑。

（一）清肝活血化瘀法

1. 适应病证 用于肝经郁热或肝肾阴虚，水不涵木，肝阳上亢，化热灼津为瘀；或肝肾不足，血涩为瘀所致的肝热血瘀之中风先兆证。其临床特点是短暂性语言謇涩，或一过性肢瘫无力，或短暂性视物模糊以及步履不稳。经常性头晕头痛，目胀面赤，口渴尿黄，肢体麻木，肌肉时而抽动，神情呆滞，倦怠多睡，记忆力减退，大便秘结或排便不爽。舌质紫黯，舌下散布瘀丝瘀点，脉弦滑或细涩。多见于高血压、高血脂、脑动脉硬化、短暂性脑缺血等病变。

2. 常用方药 清脑通络汤（自拟方）（菊花、葛根、草决明、川芎、地龙、赤芍、胆南星、山楂、磁石、丹参、川牛膝等）加减。药用菊花、栀子、黄芩、羚羊角、夏枯草、葛根、草决明、山楂、胆南星、丹参、丹皮、赤芍、川芎、地龙、磁石、鸡血藤、川牛膝、郁金、田三七等。

3. 应用要点 本证多因虚致实，或本虚标实，故治在清肝活血化瘀基础上，应佐以养肝益肾之品，如白芍、桑寄生等。

（二）祛风活血化瘀法

1. 适应病证 用于风邪侵袭经络，血行不畅，经脉为之不利而致脉络瘀阻之中风病中经络病证。其临床特征：肌肤不仁，手足麻木，肢体拘急，突然口眼㖞斜，语言不利，口角流涎，甚则半身不遂，舌质黯红，或舌下络脉曲张，苔薄，脉浮等。

2. 常用方药　大秦艽汤（秦艽、当归、羌活、防风、白芷、熟地、茯苓、石膏、川芎、白芍、独活、黄芩、生地、白术、细辛、甘草）出入。药用秦艽、独活、防风、白芷、蝉蜕、僵蚕、乌梢蛇、白藓皮、当归、川芎、丹参、鸡血藤、凌霄花、络石藤、桑枝、透骨草、姜黄、田三七、路路通等。

3. 应用要点　临床祛风应辨别寒热不同而分别选用祛风散寒或疏风清热之品。具体应用还需根据挟痰、挟虚等不同情况配伍用药。挟痰者加半夏、南星、橘红燥湿化痰；气虚者加黄芪益气扶正。

（三）平肝熄风，活血化瘀法

1. 适应病证　用于肝阳上亢，风阳内动，脉络瘀阻所致中风病急性期、恢复期及后遗症期之阳亢瘀阻证。临床表现为：平素头晕头痛，耳鸣目眩，少寐多梦，肢体麻木。突然发生口眼㖞斜，舌强语涩，或手足重滞，甚则昏倒，半身不遂，肢体僵硬拘急。舌质黯红，舌下脉络瘀阻，苔黄腻、脉弦有力。

2. 常用方药　天麻钩藤饮（天麻、钩藤、石决明、川牛膝、桑寄生、杜仲、栀子、黄芩、益母草、朱茯神、夜交藤）、血府逐瘀汤（当归、生地、桃仁、红花、枳壳、赤芍、柴胡、桔梗、川芎、牛膝、甘草）化裁。药用天麻、钩藤、羚羊角、珍珠母、黄芩、石决明、白芍、代赭石、川牛膝、桑寄生、当归、生地、川芎、赤芍、丹参、红花、桃仁、三七、山楂、全蝎、僵蚕、豨莶草等。

3. 应用要点　本证属本虚标实，治当标本兼顾。对兼痰热者加胆南星、竹沥、川贝母清热化痰；痰多昏睡者加郁金，石菖蒲化痰开窍。

（四）化痰活血开窍法

1. 适应病证　用于瘀滞脉络，经脉不利，气不行津，液聚为痰；或素有宿痰，痰瘀互结，内闭脑窍的急性期中风病证。临床见症：突然昏倒，不省人事，口眼歪斜，肢体偏瘫，喉中痰鸣，言语不利或失语。舌体胖大或歪斜，舌质紫黯或见瘀丝瘀点，脉弦滑或弦硬而涩。

2. 常用方药　蒲金丹（自拟方）（石菖蒲、郁金、丹参）、涤痰汤（半夏、南星、陈皮、枳实、茯苓、人参、石菖蒲、竹茹、甘草、生姜）、通窍活血汤（赤芍、川芎、桃仁、红花、老葱、鲜姜、红枣、麝香）加减。药用石菖蒲、郁金、丹参、半夏、南星、竹茹、川贝母、赤芍、水蛭、土鳖虫、田三七、麝香、川牛膝等。

3. 应用要点 中风闭证应辨别寒热属性，治疗分别予以温开或凉开而并用化痰活血之法，温开用苏合香丸，凉开选用温病三宝，而临床实际应用需寻求窍闭原因，结合辨病治疗。

（五）通腑活血化瘀法

1. 适应病证 用于热灼津亏血瘀，肠胃液乏，传导失司而致腑实不通，上闭下实之中风病急性期。其临床症状：神志昏蒙，偏身不遂，口眼㖞斜，舌謇语涩，口气秽热，呕恶便闭，舌红而黯，舌下脉络粗张，或见瘀丝斑点，苔黄腻，脉弦滑。

2. 常用方药 桃仁承气汤（大黄、芒硝、桃仁、当归、芍药、丹皮）、加味活血汤（赤芍、当归、桃仁、丹参、川芎、水蛭、大黄、胆南星）化裁。药用生大黄、枳实、玄明粉、当归、赤芍、桃仁、丹皮、丹参、川牛膝、穿山甲、水蛭、石菖蒲、胆南星等。

3. 应用要点 临证治疗应注意中病即止，切勿攻下太过，以免耗伤津液。如津亏显著者，可加玄参、麦冬、生地之属，以求标本同治。

（六）利水活血化瘀法

1. 适应病证 用于瘀血与水湿交阻脑络，脑神失主，七窍失司之颅脑水瘀证，见于中风病急性期，多属于现代医学脑水肿范畴，其临床特征是：神志障碍，半身不遂，语言謇涩，偏盲，目睛外突，呕吐频繁，瞳仁缩小或大小等。舌质紫黯，苔厚，脉弦滑或涩；或适用于瘀血与水湿停滞肌肤经络的中风病康复期及后遗症期，临床以半身不遂，肢体浮肿，手足麻木，皮色暗滞，舌暗苔白，脉细涩等症为其特点。

2. 常用方药 脑窍通口服液（自拟方）（丹参、赤芍、红花、茯苓、水蛭、川牛膝、麝香等）加减。药用丹参、赤芍、桃仁、红花、水蛭、麝香、茯苓、泽泻、苡仁、防己、白茅根、益母草、路路通等。

3. 应用要点 颅脑水瘀者，病入脏腑，实证居多，治以利水破瘀通窍为要，每入水蛭、麝香等；病属中风康复期及后遗症期，脾虚见长，治以利水活血化瘀，健脾益气为法，常加黄芪、白术等扶正固本。

（七）固脱活血化瘀法

1. 适应病证　用于阳浮于上，阴竭于下，瘀阻脑络，正不循经而外脱，阴阳有离决之势的中风病脱证。临床特征是：突然昏倒，不省人事，目合口张，鼻鼾息微，手撒肢冷，汗多，二便失禁，肢体软瘫，舌痿，舌质暗滞，脉细弱。

2. 常用方药　参附汤（人参、附子）、生脉散（人参、麦冬、五味子）加味。药用人参、附子、麦冬、五味子、炙甘草、黄芪、桂枝、丹参等。

3. 应用要点　脱证临床有阴脱和阳脱之分，阴脱者重在救阴，阳脱者重在回阳，但临床实际治疗时，常佐以通经脉，活血养血之桂枝、丹参等，有助于经脉通畅，正气循经之效，但切忌攻破之品。另外因本证危急，需结合其他一切可行方法救治。

（八）益气活血化瘀法

1. 适应病证　用于气虚无力推动血液运行而致血循缓慢，停聚成瘀，阻滞经络所致中风病证，多见于疾病的初期或康复期及后遗症期。其临床表现：半身不遂，肢体麻木，口眼歪斜，语言不利，面色㿠白，神疲乏力。舌质淡暗，舌下瘀丝瘀点，舌苔白或白腻，脉细涩。

2. 常用方药　通脉舒络液（自拟方）（黄芪、丹参、川芎、赤芍等）、补阳还五汤（黄芪、当归、川芎、赤芍、红花、桃仁、地龙）加减。药用黄芪、丹参、炙甘草、当归、赤芍、红花、桃仁、川芎、地龙、川牛膝、桑寄生、桑枝、姜黄、桂枝、川断、土鳖虫、穿山甲、络石藤等。

3. 应用要点　临证用药除重用黄芪外，还需灵活加减变化。言语不利者加郁金、石菖蒲、远志；口眼㖞斜加白附子、全蝎、僵蚕；小便失禁加桑螵蛸、山萸肉、益智仁；大便秘结加火麻仁、肉苁蓉、大黄等。

（九）补肾活血化瘀法

1. 适应病证　多适用于肾精不足，精血亏虚，瘀阻经脉，肢窍失养之中风后遗症。临床症见：音暗失语，心悸短气，腰膝酸软，记忆力减退，或见半身不遂，口眼歪斜，形体消瘦，面色晦暗，舌质暗红，脉细尺弱或细涩。

2. 常用方药 左归丸（熟地、山药、山萸肉、菟丝子、枸杞子、川牛膝、鹿角胶、龟板胶）、桃红四物汤（桃仁、红花、当归、川芎、熟地、赤芍）增损。药用桑寄生、川牛膝、鹿衔草、肉苁蓉、熟地、鹿角胶、川断、红花、桃仁、当归、赤芍、丹参、川芎、巴戟天、山萸肉等。

3. 应用要点 益肾之品较为滋腻，临证应用常加黄芪、山楂健脾助运，另外补肾需辨阴阳，择药有别。

（十）温经活血化瘀法

1. 适应病证 用于寒凝经脉，阳气不通，瘀血内阻，肢体失养之中风后患症。其临床特点是：半身不遂，肢体拘急，患肢萎缩麻木，活动不利，或畏寒肢冷，皮色暗滞。舌质淡紫，舌下脉络瘀滞，苔白，脉沉细涩或沉迟。

2. 常用方药 当归四逆汤（当归、赤芍、桂枝、细辛、炙甘草）、黄芪桂枝五物汤（黄芪、桂枝、芍药、生姜、大枣）化裁。药用人参、黄芪、附子、桂枝、鹿角胶、当归、川芎、炙甘草、细辛、穿山甲、红花、桃仁、丹参、全蝎、蜈蚣等煎汤内服；另外用艾叶、花椒、桂枝、伸筋草、路路通、川牛膝等适量煎汤外浴患肢。

3. 应用要点 寒凝血脉，血行瘀滞，重在温通，而脾肾乃人体阳气之根，故治疗多从脾肾入手，另外化瘀通络，结合药浴，以求标本同治。

综上所述，活血化瘀方法可贯穿于中风病的整个防治过程，但其病变各阶段引起瘀血的原因不同，病情也有轻重缓急及兼挟之别，故上述各种治法及方药，既有其单独适应的证候，且又常常联合应用。总之，从瘀血角度防治中风病证，临床需根据具体情况，分清主次，详明病因，谨守病机，灵活应用。

第七节　活血化瘀法治疗脑萎缩述要

一、脑萎缩的概念

脑萎缩，是以病理改变命名的一种脑病，多属于中医头痛、不寐、痴呆等范畴。因其内容丰富、复杂，多见的有中风后脑萎缩、老年痴呆性脑萎缩、脑动脉硬化症性脑萎缩、颈椎病及其他疾病导致脑动脉供血不足性脑萎缩、小儿窒息后脑萎缩等。临证中，因病损部位不同、证候表现各异、症情繁杂而不易辨识。我将其归纳为两个方面，似有提纲挈领之功。一是神明失主，二是肢体失用，七窍失司。神明失主多见健忘失眠，神志不宁，反应迟钝；或哭笑强作，行为叵测；或语言倒错，词不达意。肢体失用，多见筋惕肉瞤，步态不稳；或肢体重滞，活动笨拙；或偏废失用，半身不遂。七窍失司多见语言謇涩；甚或失语，涎多涕多，不能自抑，目光呆滞；或口眼歪斜；或二便失禁，便溺不知。

概言之，脑萎缩的诊断，应紧紧抓住智能改变、神志变化、运动功能障碍三大方面，同时，结合脑体积缩小、软化的客观指标，一般应见到 CT 检查有脑回变平、脑沟增宽、脑室扩在之一项或几项指标，方可确诊。

二、病因病机

脑萎缩，总属脑髓失于精血濡养，脑髓不健，其病机有三。

1. 肾虚血瘀　肾受五脏六腑之精而藏之，统司全身之阴阳，全身之阴非此不能滋，全身之阳非此不能发，故它脏之虚，病久必影响肾，导致肾精亏损或肾气不足；血之化生和运行有赖于气的温煦、气化和推动，更离不开肾阳的激发，若肾气不足，激发之原动力衰微，则血之化生不足而血少，运行无力而血瘀；又精血同源，二者可以互生，血之化生有赖于肾精之充足，若久病肾虚，肾精不足，则精亏而血少，精枯而血燥，血脉空虚，运化不利，久而成瘀，终成肾虚血瘀、虚实夹杂之证。

"脑为髓海"，肾虚则髓不足，血瘀则脑络痹阻，益使精血上荣不利，久损不足，终致髓海空虚，发为脑萎。我认为，久病多瘀，肾虚既久，多见血瘀，益肾当要活血。

2. 气虚血瘀　血之运行全赖气之推动方能通行百脉，上至头面，外达周身，若阳气亏乏，助血无力久而成瘀，瘀阻脑络则气血运行不畅，脑失所养，脑髓空虚而发为脑萎。

3. 颅脑水瘀　颅脑水瘀，乃津血互病之证。血不利则津亦不得敷布，血不利则郁而为瘀，津不布则聚而为水，此即"血不利则为水"，"孙络水溢，则经有留血"（《素问·调经论》篇）之理。若中风脑脉瘀阻，或络破血溢；或久思不遂，肝郁脾虚，气滞痰郁；或久病阳气虚衰，运血布津力弱，终致瘀血内留，水津外渗，瘀水互结，痹阻脑络，气血运行不利，脑髓失之濡养，久则发为脑萎。

总之，脑萎缩之为病乃气血不荣清窍，精气不济脑髓，脑失所养，久而空虚成萎。其成因有年老肾衰，精气亏乏，中风既久，脑络痹阻；阳气偏衰，气虚血瘀；久瘀不散，孙络水溢，瘀水互结，蒙害清窍等，诸种因素均可影响清窍之给养，精气不济，气血难荣，脑髓失健，久而成萎，而见神明失主，肢体失用，七窍失司等证。

三、辨证论治

脑萎缩证治总以滋肾荣脑为要，然据其虚实夹杂之不同，仍当分证辨治，不可一味补肾填精。脑萎缩乃虚实夹杂之病，纯虚者少，虚中夹实者多。脑髓不健是标，脑络痹阻，清不得升，浊不得降是本。其病理关键是（虚、瘀、水、痰等）以浊害清。故滋肾荣脑治当补气和血，祛瘀利水，解郁化痰，益肾活血。

1. 肾虚血瘀　主证：胫酸眩冒，脑鸣耳响，健忘失眠，行为迟缓，或呆不识人，舌黯边有瘀点，或舌下脉络迂曲，脉沉细或沉涩。治以益肾活血。偏阴虚，见舌红少苔，口干不喜饮，烦躁者，治以滋阴健脑，活血行瘀。杞菊地黄汤加丹参、山楂、川芎、桃红、胡桃肉等；偏阳虚，见舌胖大而淡，口润不渴，小便清长者，治以助阳健脑，活血行瘀，肾气丸加鹿角胶、桑寄生、鹿衔草、川芎、山楂、赤芍、丹参等。

我们认为，治疗脑萎缩不可见肾虚之证而猛投补肾之品，一味大剂滋补，反生壅堵，使清窍益虚，瘀阻益重，实得其反。脑萎缩系慢性疑难病，治疗宜缓图，否则欲速而不达，杞菊地黄汤、肾气丸虽视平淡，乃经典补肾名方，补而不腻用之得法，效果喜人，但宜久服效方佳，正符合脑萎缩病久缠绵之特性。

2. 阴虚风动血瘀　主证：眩晕肢麻，行走不稳，手足抽搐，或肢体震颤，舌红或舌黯红而口干，脉弦硬或弦细。治以滋阴熄风。滋木清肝饮加天麻、僵蚕、钩藤、龟板、丹参、石决明等。

3. 气虚血瘀 主证：面色苍白，懒言少气，手足痿软，或半身不遂，健忘，迟钝，舌淡胖或夹有瘀点，脉弱或沉。治以补气活血。补阳还五汤加桂枝、路路通、丹参、三七、鸡血藤、人参等。

4. 颅脑水瘀 主证：头晕空痛，行为怪异烦躁失眠，手足震颤或肿胀，筋惕肉瞤，口角流涎，鼻流浊涕，目胀或呕吐，二便失控，脉弦滑或弦硬，舌质黯红或青紫、舌下有瘀点或瘀丝，脉络迂曲，或舌体胖大、边有齿印等。治宜活血化瘀、利水通窍。常用通窍活血汤加丹参、茅根、川牛膝、茯苓等。近又研制了脑窍通口服液（麝香、丹参、茅根等药），本方具有通窍活血，利水通络，升清降浊，益肾健脑的功效，经实验研究认为，本方具有改善脑微循环，兴奋上行网状激活系统，解除脑的抑制状态及降压利尿，增加机体代谢产物的排泄量促进病灶的吸收，对颅脑水瘀型脑病疗效可靠且服用方便。

上述四证若见夹痰之证，均可视其情况分别加石菖蒲、天麻、天竺黄、胆南星、远志等。

我们辨证治疗脑萎缩48例，通过远期观察，疗效满意。有效率可达81.2%。

然临床上常见的病理变化多为虚实夹杂，如精髓亏虚多挟痰瘀或水瘀。因此，常须"间者并行，甚者独行"予以施治，方能收效。

四、病案举例

石某，男，58岁。以头晕头痛，智能下降，健忘，答非所问等症，于1993年3月14日初诊。患者平素自觉头顶不适，时有头痛眩晕，胸闷呕吐，腰膝酸软，体倦乏力，近一年来，偶尔有几次阵发性肢体麻木，一时性失语，不能站立等症状发作。曾在某医院作脑血流图和CT检查，提示为基底动脉梗塞，脑供血不足，既往有高血压史8年，平时血压常在23.0/14.4kPa之间，最高可达27.0/15.0kPa，常服降压药。体查一般情况可，体温36℃，呼吸16次/分，脉搏88次/分，血压20.0/14.4kPa，神志呆板，形体肥胖，语言欠流利，记忆力减退，计算力明显下降，定向不清，舌质黯红、舌苔稍黄腻，脉弦滑而数。诊为肝肾阴虚，精髓不足，水瘀阻窍。治宜滋肝肾，益精髓，化瘀利水。处方：熟地、生地各 15g，山萸肉 10g，鹿衔草 15g，鹿角胶 10g（烊化），路路通 12g，丹参 15g，川芎 12g，赤芍 10g，葛根 15g，三七 3g，水蛭 6g，川牛膝 15g，茅根 15g，麝香（冲服）0.1g。

此方服 6 剂后，自感神志清爽，头痛眩晕减轻，仍上方加桑寄生 15g，尔后复诊几次，都守方稍可加减，上方调治 30 余剂，精神恢复，语言流畅，问答切题，能分清方向，嘱其继服补精益髓化瘀之品，并平时注意调情志，节饮食，适劳逸以善其后。

刘某，男，65 岁，1988 年 6 月 18 日初诊。一年来先觉眩晕，失眠，健忘，心情烦躁，后渐头痛眼胀，步态蹒跚，二便失禁，终至呆滞。经省某院脑血流图检查：脑动脉硬化，脑血管弹性差，左侧脑动脉痉挛；颅脑 CT 提示：大脑皮层广泛性萎缩；眼底检查：视盘水肿，血管银丝样改变。曾口服脑复新，肌注胞二磷胆碱效不佳，遂门诊求治。刻诊：舌黯淡苔白滑，舌下脉络青紫，脉沉弦而硬。以颅脑水瘀立论，施以化瘀行水，通窍醒脑之法。方用新加脑窍通。药用：桃仁 12g，川芎 10g，赤芍 12g，丹参 18g，益母草 30g，茯苓 15g，泽泻 12g，麝香 0.03g 等。前后稍事加减守方 3 个月，症状大有改善，已能识人，并可忆起往事，又诊治 3 个月，并嘱其以鹿角胶 90g，枸杞子 150g，菊花 60g，山楂 150g。炼蜜为丸，每服 6g，日 2 次，继续肌注胞二磷胆碱，病情基本控制。复查 CT：脑萎缩改善；脑血流图：动脉痉挛缓解，嘱其每年间断性服用上药 3 个月，随访 3 年，病情稳定，未见加重。

五、康复与调养

脑萎缩属难治性脑病之一，预后较差，轻者丧失工作、生活能力，重者终致痴呆。因此，在其康复问题上，医患双方应注意以下几个方面。脑萎缩除小儿窒息后脑损伤引起的脑萎缩取效较易，预后尚好外，其他脑萎缩均不易在短期内取效，医生要辨证准确，缓缓图效，不可急于求成。在治疗脑萎缩时，除要注意其肾虚、血瘀等方面外，更要注意夹杂病和诱发病的同期治疗。中风后伴发脑萎缩较多，有资料表示发病率在40% 左右，笔者统计结果约在 33% 左右。一些中风后脑萎缩，忽视哪一方的配合治疗，都会给康复带来困难。由于脑萎缩病程长，致残率高，取效难，患者及其亲属易丧失治疗的信心而中止治疗，因此，要鼓励患者树立信心，积极配合。要参加积极有益的体力劳动和新鲜空气的吸入，有助于脑细胞的代谢和功能的康复，有利于脑萎缩的治疗。

第八节　活血化瘀、益气养阴治疗心肌炎述要

病毒性心肌炎是临床上较为常见的一种疾病，多伴发心律失常。中医认为：初期邪在心肺，后期似"胸痹"，"心悸"。主要表现为：胸闷，心悸，气短，乏力。常因患病体质、感邪轻重之不同，可兼见浮肿，头晕，腹胀等症。脉象多见沉细或结代。我认为：本病多由正气亏虚，机体抗病力低下，外邪乘虚而入，毒邪入里化热所致。邪毒留恋，耗气伤津，很快由实转虚。本病急性期短暂，临床所见常已进入慢性阶段。应强调：本病的基本病理改变为心之气阴两虚，心经瘀热。益气养阴，清心通脉乃治疗本病的基本大法。并指出：预防感冒，在本病的防治过程中，具有极其重要的意义。

我们根据中医理论，并结合现代医学的某些观点，创制了四参安心汤。方由西洋参或太子参、玄参、丹参、苦参、炒枣仁、炙甘草6味药组成。西洋参益气养阴；"肾为心之本"玄参味苦性寒，归肾经，有滋阴降虚火之功；丹参味苦入血归心，祛瘀生新，行而不破；苦参味苦归心经，具有清热，祛风杀虫，通利小便之功，使心经邪热从小便而解。现代药理研究表明：苦参具有很好的抗心律失常作用，对各种快速型心律失常均有一定的疗效。它有降低心肌收缩力，减慢心搏，延缓房性传异以及降低自律性等作用。其抗心律失常作用可能是一种非特异性"奎尼丁样"效应，即通过抑制异位节律点而起作用。丹参也具有抗心律失常作用，可能与其扩张血管，增加血流量及降低心肌耗氧量有关。因心主血脉与心主神志的功能密切相关，故加炒枣仁养心安神；炙甘草益气复脉。因本病的基本病理改变为心之气阴两虚，阴阳俱虚，心阳不振，津液不能输布，凝聚为痰，痰阻气机，结于胸中，故方中可酌加瓜蒌、薤白、桂枝，以振奋心阳，通阳祛痰散结，标本同治，而有利于心脏功能的恢复。

典型病案

（1）李某，男，10 岁，学生，1993 年 5 月 30 日初诊。患病毒性心肌炎一年余。病情反复，时发时止。心电图提示频发室早，心肌供血不良。近 1 周，病情加重，遂邀诊治。症见：胸闷，心悸气短，出汗，纳差，乏力，大便干，舌质红，苔薄白，脉结代。证属气血不足，心经瘀热。治宜益气活血，清心除热。处方：玄参 10g，苦参 10g，太子参 10g，丹参 12g，麦冬 10g，鹿衔草 10g，炒枣仁 15g，山楂 10g，当归 10g，栝楼 10g，玉竹 10g，炙甘草 6g。清水煎服 6 剂。

1993 年 6 月 2 日二诊：胸闷，心悸，气短减轻，仍用上方去玉竹，加茯苓 10g，薤白 6g。6 剂。

1993 年 6 月 13 日三诊：服上方后，诸症明显好转，大便已不干，时有汗出，舌红少苔，脉虚数，间有歇止。上方加炙黄芪 10g，6 剂。

1993 年 6 月 19 日四诊：服药后，胸闷诸症消失，精神明显好转，纳差，口淡无味，舌淡红，苔薄白，脉虚数。上方加焦三仙各 10g，巩固治疗。守本方前后共治疗月余，临床症状均消失。心电图提示：窦性心律，大致正常心电图。

（2）刘某，女，17 岁，学生，1993 年 4 月 4 日初诊。患者一年前上呼吸道感染，遂出现肢体颜面水肿，胸闷，心悸，气短。曾在某医院住院治疗，诊为心肌炎。经治好转出院。1 月前复因感冒诱发，出现全身水肿，胸闷，心悸，心率 96 次/分，律不齐，舌质淡，舌尖微红，苔中心黄，脉细数。证属：心经瘀热，瘀水互结。治宜清热化瘀，通阳化水。处方：丹参 10g，苦参 10g，炒枣仁 15g，山楂 10g，细辛 3g，桂枝 6g，茯苓 12g，寄生 10g，白茅根 10g，玉竹 10g，6 剂。

1993 年 4 月 18 日二诊：服药后，病情无明显改善。拟四参安心汤加减：太子参 10g，丹参 10g，玄参 10g，苦参 6g，麦冬 10g，炙甘草 6g，焦三仙各 10g，炒枣仁 12g，瓜蒌 10g，山楂 15g，桂枝 6g。

1993 年 4 月 24 日三诊：药后，胸闷、心悸有所减轻，浮肿微消，仍守原方，6 剂。

1993 年 4 月 30 日四诊：药后，诸症明显减轻，眼睑微肿。守上方共治疗 1 月余，临床症状消失，心电图未见异常。